Ritu Versha
Sachin Dev

Comparação da eficácia da sutura revestida com triclosan versus clorexidina

Ritu Versha
Sachin Dev

Comparação da eficácia da sutura revestida com triclosan versus clorexidina

Comparação da eficácia de suturas intra-orais revestidas com triclosan versus clorexidina na prevenção da infeção do local da cirurgia

ScienciaScripts

Imprint

Cover image: www.ingimage.com

This book is a translation from the original published under ISBN 978-620-8-17175-9.

Publisher:
Sciencia Scripts
is a trademark of
Dodo Books Indian Ocean Ltd. and OmniScriptum S.R.L publishing group

120 High Road, East Finchley, London, N2 9ED, United Kingdom
Str. Armeneasca 28/1, office 1, Chisinau MD-2012, Republic of Moldova, Europe
Printed at: see last page
ISBN: 978-620-8-33328-7

RECONHECIMENTO

Ao recordar tantos grandes favores e bênçãos, o meu coração enche-se de gratidão ao Todo-Poderoso e às pessoas que me apoiaram abnegada e incansavelmente durante todo o processo, que me levaram aos meus limites, me ajudaram quando caí e, em suma, me elevaram até esta fase em que concluí a minha missão. Obrigado a todos pelo vosso apoio incondicional na realização desta tarefa.

A tarefa do professor excelente é estimular "pessoas aparentemente comuns" a um esforço invulgar. O problema do desafio não é identificar vencedores; é fazer vencedores a partir de pessoas comuns.

Deixo registada a minha profunda gratidão ao **Dr. Sachin Dev, Professor e HOD**, Department Oral & Maxillofacial Surgery Faculty of Dental Sciences, P.D.M. University, Sarai Aurangabad, Bahadurgarh, Haryana, pela sua orientação, encorajamento e, acima de tudo, pelos seus conselhos oportunos, que são sempre bem recebidos.

Gostaria de agradecer à **Dra. Shashi Nitesh (leitora)**, à **Dra. Sonika Phogat**, à **Dra. Saroj Kumari Sheoran** e à **Dra. Mehak Juneja (professora catedrática)** e ao **Dr. Vishal Bhardwaj (professor catedrático)** do Departamento de Cirurgia Oral e Maxilofacial da Faculdade de Ciências Dentárias da Universidade P.D.M., Sarai Aurangabad, Bahadurgarh, Haryana, pelo seu generoso apoio e ajuda. Uma simples palavra de agradecimento não é suficiente pela sua orientação inabalável, vigilância atenta, ajuda inestimável e encorajamento constante.

As palavras não são suficientes para exprimir a minha sincera gratidão ao meu querido **pai, Sr. Jageshwar Ray, e** à minha **mãe, Sra. Arti Ray**, que são o meu modelo e a luz que guia a minha vida. Não sei o que faria sem eles, que me apoiaram incondicionalmente nos meus estudos e estiveram sempre ao meu lado como um pilar de força em todas as fases da minha vida. Sinto-me honrada e abençoada por os ter como meus pais.

Expresso os meus agradecimentos às minhas queridas irmãs **Payal e Tannu (irmãs mais velhas)**, **Tanya** (irmã mais nova) e ao meu querido irmão **Sarthak**. O seu apoio eterno, a sua preocupação e o seu encorajamento em cada passo sem os quais não haveria prazer na minha vida e que significam o mundo para mim.

Gostaria especialmente de reconhecer e agradecer aos meus colegas e amigos, **Dr. Zara Suharwardy, Dr. Akshim Sukhraj e Dr. Khyati Singh**, pela sua atitude de ajuda constante e pelo seu apoio constante. Por último, mas não menos importante, exprimo a minha gratidão a todos os que, direta ou indiretamente, prestaram a sua estimada colaboração, o que me permitiu concluir esta dissertação sobre a biblioteca.

Dr. Ritu Versha

Índice

INTRODUÇÃO

As infecções do local cirúrgico (ISC) são infecções dos tecidos, órgãos ou espaços expostos pelos cirurgiões durante a realização de um procedimento invasivo. As ISC são a segunda infeção nosocomial mais frequente, a seguir à infeção do trato urinário.[1,2] As taxas de incidência global de ISC variam entre 4,5% e 20%, consoante a região e as instalações disponíveis, e entre 12,5% e 17,7% na Índia, de acordo com um estudo Os materiais de sutura utilizados no tratamento de feridas eram originalmente materiais naturais, como tendões de animais e fibras de algodão. A utilização destes materiais resultava frequentemente em infecções graves. A esterilização reduziu significativamente estas complicações. No entanto, as suturas continuam a ser materiais estranhos, que tendem a atrair bactérias. As infecções pós-operatórias das feridas continuam a ser a segunda complicação perioperatória mais comum. Tendo em conta este risco de infeção, muita da investigação académica e industrial recente nesta área tem-se concentrado em evitar a colonização bacteriana dos materiais médicos desde o início, especialmente utilizando um revestimento antibacteriano.[5]

Os materiais de sutura utilizados durante a cirurgia acarretam o risco de infecções da ferida pós-operatória e complicações associadas, como infeção óssea, abcesso de órgãos, bacteriemia, endocardite, sépsis[5-7] . As evidências sugerem que o nó da sutura pode atuar como um nidus ou andaime para a colonização e replicação bacteriana que, em última análise, pode resultar em ISC [8]. Foi também levantada a hipótese de que um certo fenómeno de "absorção", que ocorre mais frequentemente com materiais de sutura entrançados ou multifilamentares, poderia ser responsável pela difusão da infeção na ferida [9].

Vários estudos indicam que a incidência de infecções pós-operatórias após a remoção cirúrgica do terceiro molar varia entre 1 e 5,8% e que a utilização rotineira de antibióticos não é uma necessidade para a prevenção de uma incidência tão baixa de infeção[10] . A resistência aos antibióticos é atualmente uma preocupação séria e estima-se que 6-7% dos doentes a quem são administrados antibióticos têm algum tipo de reação adversa[10]. Mas como a maioria dos doentes pode não ter confiança no seu cirurgião que não prescreve antibióticos, os médicos são por vezes forçados a prescrever antibióticos após o procedimento [11].

A investigação recente tem-se concentrado em evitar a colonização bacteriana das suturas através da utilização de vários revestimentos antibacterianos. Um revestimento antibacteriano pode impedir a aderência de bactérias em materiais médicos, mas não é possível matar as bactérias que aderem aos materiais de sutura, uma vez formado um biofilme[12]. Pensa-se que a presença de revestimentos antibacterianos nas suturas evita o atraso na cicatrização de feridas, limitando a capacidade de adesão destes micróbios oportunistas às suturas [13].

Entre os antimicrobianos, o triclosan e a clorexidina têm um amplo espetro antibacteriano, bem como elevados índices de biocompatibilidade.

A procura de um material de sutura mais adequado deu origem a vários materiais mais recentes disponíveis no mercado, como o Triclosan, uma poliglactina 910 revestida com antibacteriano (vicryl plus*, Johnson and Johnson limited, Índia) e

Clorexidina, uma poliglactina 910 (3-0) revestida com antibacteriano (PECTRYL®CS, sutura Dolphin) que substitui o método convencional de administração de antibiótico em cirurgias de rotina de terceiros molares e ajuda a maximizar os benefícios antimicrobianos localmente e a reduzir a carga sistémica de antibiótico e as complicações que se seguem[14]. Com um rico banco de casos estabelecido ao longo de 3 décadas, temos sido capazes de publicar extensivamente no nosso domínio[15-25]. Com base nesta inspiração, pretendemos avaliar a eficácia de suturas revestidas com triclosan versus suturas revestidas com clorexidina na prevenção da infeção do local cirúrgico após a remoção de um terceiro molar mandibular impactado.

FINALIDADE E OBJECTIVOS

AIM

Comparar a eficácia das suturas revestidas com triclosan com as suturas revestidas com clorexidina na prevenção da infeção do sítio cirúrgico: Um estudo prospetivo de boca aberta.

OBJECTIVOS:

1. Avaliar a aderência da microflora aos fios de sutura revestidos com triclosan e aos fios de sutura com clorexidina no fechamento de feridas intra-orais através de técnicas de avaliação microbiológica.

2. Comparar quantitativamente a microflora aderida à sutura revestida com triclosan com a das suturas revestidas com clorexidina.

3. Avaliar e registar os parâmetros clínicos pós-operatórios e as complicações, incluindo

    1) Dor

    2) Eritema anormal

    3) Inchaço

REVISÃO DA LITERATURA

1. Curran JB, Kennet S, Young AR (1974) realizaram um estudo para conhecer a avaliação do uso de antibióticos profilácticos na cirurgia de terceiros molares. A utilização de antibióticos profilácticos sistémicos na cirurgia de terceiros molares é ainda uma questão controversa. Foi realizado um estudo duplo-cego com 75 pacientes selecionados e randomizados em dois grupos. Após as exclusões, restaram 68 pacientes que necessitavam de remoção de 133 terceiros molares inferiores impactados por osso. A cirurgia foi efectuada sob anestesia geral e foi utilizada uma técnica operatória padrão. A morbilidade pós-operatória foi avaliada através do registo do trismo, inchaço, dor e incidência de infeção. No grupo ao qual foi administrado um antibiótico, 15,1% dos pacientes e 7,8% dos alvéolos ficaram infectados; no grupo de controlo, a incidência foi de 14,3% e 8,7%, respetivamente. As extracções difíceis eram mais susceptíveis de dar origem a infeção pós-operatória, mas nem o estado da erupção nem a ocorrência de pericoronite anterior. A principal conclusão do estudo é que a utilização de antibióticos profiláticos na cirurgia dos terceiros molares é desnecessária, a menos que estejam presentes factores sistémicos específicos.[20]

2. Sanchez IR, Nusbaum KE, Swaim SF, Hale AS, Henderson RA, Mcguire JA (1988) realizaram um estudo para testar a toxicidade do diacetato de clorexidina e do iodopovidona numa linha primária de fibroblastos embrionários caninos e a eficácia bactericida contra Staphylococcus BUNS. Os fibroblastos cultivados ou S. aureus foram expostos durante 30 minutos a diluições crescentes de 0,5 a 0,0005% de diacetato de clorexidina, 5,0 a 0,05% de iodopovidona ou solução salina fisiológica tamponada como controlo. Para determinar a sobrevivência, os fibroblastos foram tripsinizados e contados; as colónias de S. aureus foram contadas em ágar de infusão cérebro-coração. A sobrevivência de ambos os grupos foi expressa através do cálculo do número de células vivas nas diluições de teste como uma percentagem do número nas culturas de controlo. A sobrevivência dos fibroblastos ocorreu em concentrações de clorexidina inferiores a 0,013% e em concentrações de iodopovidona inferiores a 0,5% ($p < 0,05$). Observou-se uma sobrevivência significativa de S. BUNS ($p < 0,05$) em concentrações de clorexidina inferiores a 0,05% e concentrações de iodopovidona inferiores a 1,0%. Estes dados demonstraram que todas as concentrações bactericidas de diacetato de clorexidina e iodopovidona eram letais para os fibroblastos embrionários caninos in vitro, enquanto as concentrações não letais permitiam uma sobrevivência bacteriana significativa.[21]

3. LARRYJ.PETERSON (1990)-. O objetivo deste artigo foi delinear estes princípios e aplicá-los à variedade de procedimentos cirúrgicos que o cirurgião oral e maxilofacial é chamado a realizar. A infeção ocorre quando há um insulto bacteriano quantitativo e qualitativo significativo;

ocorre mais rapidamente se os mecanismos de defesa do hospedeiro do paciente estiverem reduzidos, tornando-o mais suscetível à infeção.

O estudo concluiu que a prevenção da infeção continua a ser eficaz. Uma parte significativa deste controlo deve-se à competência do cirurgião na aplicação dos princípios básicos da cirurgia. No entanto, em alguns tipos de cirurgia, as taxas de infeção são inaceitavelmente elevadas. Além disso, alguns doentes têm as defesas comprometidas e são mais susceptíveis de ter infecções após tipos de cirurgia em que a infeção pós-operatória é normalmente rara. A redução máxima das complicações infecciosas pode ser conseguida nestas situações cirúrgicas com a utilização adequada de administração de antibióticos perioperatórios em doses elevadas. O antibiótico deve ser administrado antes do início do procedimento cirúrgico, mantido a um nível plasmático elevado durante todo o período da cirurgia e interrompido após a conclusão do encerramento da ferida cirúrgica. [14]

4. **DEBORAH L.ZEITLER (1995)** propôs um estudo para avaliar o uso de antibiótico profilático para cirurgia de terceiros molares. Esta revisão da literatura procurou avaliar o uso de antibioticoterapia em cirurgias de terceiros molares para determinar a necessidade de uso rotineiro. A incidência de infeção pós-operatória varia de 1% a menos de 6%, sendo a maioria dessas infecções menores. Tendo em conta que o primeiro princípio da profilaxia antibiótica é que o procedimento cirúrgico deve ter um risco significativo de infeção, esta baixa taxa de complicações não suporta o uso rotineiro de profilaxia antibiótica. Além disso, o potencial de reacções adversas à terapêutica com antibióticos excede qualquer possível diminuição da infeção. Além disso, os estudos disponíveis que compararam as taxas de infeção após a utilização ou não utilização de antibióticos não revelam uma diminuição das infecções nos grupos antibióticos. O único estudo que constitui uma exceção a esta situação apresenta problemas metodológicos evidentes. [13]

5. **Steven A. Zijdervled, Ludwing E. Smeele, Pieter J. Kostense e D. Bram Tuinzing (1999)** realizaram um estudo para avaliar a profilaxia antibiótica pré-operatória em cirurgia ortognática. Cinquenta e quatro pacientes (faixa etária de 18 a 40 anos) foram submetidos a cirurgia ortognática bimaxilar. Após a aleatorização, foi administrado um placebo (n = 19), 2.200 mg de ácido amoxicilina-clavulânico (n = 1 S) ou 1.500 mg de cefuroxima (n = 17), de forma duplamente cega. Durante o primeiro mês, a evolução pós-operatória foi observada de acordo com os parâmetros clínicos de infeção, contagem total de leucócitos e taxa de sedimentação de eritrócitos (ESR). Quinze dos 54 doentes desenvolveram uma infeção da ferida. Destes, 10 tinham recebido um placebo; 3, cefuroxima; e 2, ácido amoxicilina-clavulânico. Houve um aumento estatisticamente significativo ($P < .004$) do risco de ter uma complicação infecciosa após cirurgia

ortognática bimaxilar sem profilaxia antibiótica. Não foi encontrada uma diferença significativa na incidência de complicações infecciosas entre os dois medicamentos.[5]

6. **Poeschl PW, Eckel D, Poeschl E (2004)** realizaram um estudo para avaliar a necessidade de tratamento antibiótico oral profilático pós-operatório na remoção de terceiros molares assintomáticos. Num estudo prospetivo de mais de 30 meses, um total de 528 terceiros molares inferiores impactados foram removidos cirurgicamente em 288 pacientes. Todos os pacientes foram encaminhados para o nosso departamento por um dentista ou por um médico de clínica geral. Nenhum paciente apresentou qualquer sinal de dor, inflamação ou inchaço no momento da remoção. Foram estabelecidos três grupos. No primeiro grupo, foi efectuado um tratamento antibiótico com amoxicilina/ácido clavulânico como medicação oral durante 5 dias no pós-operatório. No segundo grupo, utilizou-se clindamicina. No terceiro grupo, os doentes não receberam qualquer tratamento antibiótico. Os factores clínicos e radiológicos foram registados para cada caso e o raciocínio para atribuir os doentes aos grupos foi estritamente aleatório. A técnica cirúrgica foi a mesma em todos os casos e o período de seguimento foi de 4 semanas. Os parâmetros avaliados foram a dor, as diferenças na abertura bucal, a infeção, a ocorrência de alveolite seca e os efeitos adversos pós-operatórios. Este estudo concluiu que o tratamento antibiótico profilático oral específico pós-operatório após a remoção dos terceiros molares inferiores não contribui para uma melhor cicatrização da ferida, menos dor ou maior abertura da boca e não pode prevenir os casos de problemas inflamatórios após a cirurgia, respetivamente, pelo que não é recomendado para uso rotineiro.[19]

7. **Hanife Ataoglu , Guls Y, Celal C*i* andirli , Dilek K (2008)** avaliaram a eficácia da profilaxia antibiótica durante a remoção de terceiros molares impactados. Estudaram 150 pacientes com terceiros molares inferiores ou superiores impactados que foram divididos aleatoriamente em três grupos. O primeiro recebeu amoxicilina 2 g combinada com ácido clavulânico, por via oral, diariamente, durante 5 dias no pós-operatório; começando no final da operação. O segundo grupo recebeu os mesmos medicamentos, mas o regime começou 5 dias antes da operação. O terceiro não recebeu antibióticos. Foram avaliados a dor, a infeção, o inchaço, a osteíte alveolar e a abertura interincisal da boca (mm). Não houve diferenças significativas entre os grupos na incidência dessas complicações. Assim, não se recomendou a profilaxia antibiótica oral de rotina na cirurgia de terceiros molares.[12]

8. **Bezerra TP, Studart-Soares EC, Scaparo HC, Pita-Neto IC, Batista SH, Fonteless Cs (2011)** realizaram um ensaio clínico controlado para avaliar o efeito da administração profilática pré-operatória de amoxicilina no controle de eventos inflamatórios/infecciosos pós-operatórios associados à extração de terceiros molares. Embora existam muitos relatos contraditórios em

relação à remoção de terceiros molares, poucos estudos investigaram o impacto da administração profiláctica ou terapêutica de antibióticos no controlo da infeção pós-operatória.1 Com taxas estimadas de infeção associadas à cirurgia dentoalveolar que variam entre 1% e 25%2-5 , a controvérsia em relação ao uso de antibióticos para este tipo de procedimento está a aumentar, embora a cirurgia dentoalveolar seja considerada potencialmente contaminada. A falta de informação detalhada leva à utilização de antibióticos na ausência de uma indicação precisa. Em casos extremos, os pacientes podem não ter confiança nos profissionais que não prescrevem antibióticos. A lógica subjacente à administração de antibióticos é claramente importante em procedimentos frequentemente efectuados, como a cirurgia dos terceiros molares, e devem ser estabelecidos protocolos para a prescrição de antimicrobianos. O cumprimento rigoroso das diretrizes de biossegurança resulta geralmente numa baixa frequência de infecções. Assim, não se justifica atualmente uma terapêutica profilática com antibióticos durante 7 dias de pós-operatório.[15]

9. Scaffaro R, Botta L Sanfilippo M. Gallo & G. Palazzolo & A. M. Puglia (2013)- As infecções bacterianas numa ferida suturada representam um problema crítico, e a preparação de fios de sutura com propriedades antimicrobianas é valiosa. Neste trabalho, monofilamentos de poli(caprolactona) (PCL) foram compostos na concentração de 1, 2 e 4 % (w/w), respetivamente, ao antissético diacetato de clorexidina (CHX). A incorporação foi efectuada na massa fundida através de uma metodologia de um único passo, ou seja, uma abordagem "online". Os testes mecânicos revelaram que a incorporação de CHX não altera significativamente as propriedades de tração das fibras de PCL, uma vez que o perfil térmico adotado para preparar as fibras compostas não compromete a atividade antibacteriana da CHX. As micrografias do microscópio eletrónico de varrimento e a análise de raios X por dispersão de energia dos fios compostos revelaram que a CHX está uniformemente distribuída na superfície da fibra. Este estudo concluiu que os fios compostos não apresentaram qualquer efeito tóxico que comprometesse a viabilidade celular dos fibroblastos humanos in vitro, ao contrário do observado com uma quantidade igual de CHX pura. Assim, este estudo demonstrou originalmente a eficácia de uma abordagem "em linha" para conferir propriedades antimicrobianas a um material polimérico termoplástico orgânico comummente utilizado em dispositivos médicos.[15]

10. Chitra N (2014) investigou a prevalência de bacteriemia transitória após impactações de terceiros molares, em pacientes que tinham tomado Amoxicilina e em pacientes que não tinham tomado Amoxicilina anteriormente, para investigar a eficácia da administração profiláctica de Amoxicilina na prevenção de bacteriemia após cirurgia de terceiros molares e para identificar os microrganismos causadores e encontrar a taxa de prevalência. Desenho do estudo: Foram incluídos no estudo 50 doentes geralmente saudáveis, que vieram à SRM Dental College, Ramapuram, Chennai. Destes, 25 eram doentes que tinham tomado Amoxicilina antes da impactação e 25 eram doentes que não tinham tomado quaisquer antibióticos antes da impactação. Foram colhidas amostras de sangue na linha de base, antes da extração, 30 segundos após a extração e uma terceira amostra 15 minutos depois. Foram recolhidas três amostras de cada doente, pelo que foram recolhidas 180 amostras no total. Resultados: Não foram isoladas bactérias na linha de base em todos os doentes, a prevalência de bacteriemia no grupo de controlo foi de 88% 30 segundos após a cirurgia do terceiro molar, persistindo 15 minutos após a extração. A prevalência de bacteriémia após a cirurgia dos terceiros molares no grupo Amox, recolhida 30 segundos depois, foi de 72% e persistiu após 15 minutos. Conclusão: Os nossos resultados sugerem que a bacteriemia transitória pode ocorrer após extracções de terceiros molares, mesmo após a administração profilática de Amoxicilina. Uma vez que muitas bactérias orais e estreptococos orais estão a mostrar cada vez mais resistência à amoxicilina, é necessário examinar a importância de fármacos alternativos, como a amoxicilina/clavulanato, a clindamicina e o metronidazol.[23]

11. Elitsa G. Deliverska, Milena Petkova(2016) aborda a incidência de complicações específicas e, sempre que possível, propõe uma estratégia de prevenção ou de gestão. As complicações mais comuns são a dor, a alveolite seca, o inchaço, a parestesia do nervo alveolar lingual ou inferior, a hemorragia e a infeção. Os factores que se pensa influenciarem a incidência de complicações após a remoção dos terceiros molares incluem a idade, o sexo, a história clínica, os contraceptivos orais, a presença de pericoronite, a falta de higiene oral, o tabagismo, o tipo de impactação, a relação do terceiro molar com o nervo alveolar inferior, o tempo cirúrgico, a técnica cirúrgica, a experiência do cirurgião, a utilização de antibióticos perioperatórios, a utilização de anti-sépticos tópicos, a utilização de medicamentos intra-alveolares e a técnica anestésica. O estudo concluiu que as condições clínicas associadas aos terceiros molares retidos são bem compreendidas, mas pouco se sabe sobre o impacto dessas condições na qualidade de vida dos pacientes afectados. Há um reconhecimento crescente de que o impacto das condições orais na qualidade de vida é um resultado importante que pode ser bastante útil na tomada de decisões de tratamento. Todas as informações contidas nesta revisão podem ser úteis para os clínicos, a fim de mostrar todos os parâmetros cirúrgicos e farmacológicos que podem influenciar o desconforto pós-operatório nas cirurgias de terceiros molares.[22]

12. Christopher Dennis, Swaminathan Sethu, Sunita Nayak, Loganathan Mohan, Yosry Morsi, Geetha Manivasagam (2016) analisaram as linhas gerais e discutiram as tendências actuais e emergentes na tecnologia das suturas, incluindo suturas farpadas sem nós, suturas antimicrobianas, suturas bioactivas, como as suturas semeadas com células estaminais e com fármacos, e suturas inteligentes, incluindo suturas elásticas e electrónicas. Estas estratégias mais recentes alargam a versatilidade das suturas, que deixam de ser utilizadas apenas como uma entidade física. Este estudo concluiu que a função principal e a eficácia das suturas dependem das propriedades físico-mecânicas e que é vital manter estas caraterísticas quando são modificadas ou revestidas com agentes bioactivos e sensores. Para cumprir estes requisitos, é necessário efetuar estudos pré-clínicos pormenorizados e avaliar a segurança e a eficácia destas suturas emergentes em ensaios em seres humanos. [16]

13. **Andreas O, Jochen S, Norbert H, Jutta T et al** investigaram a inibição de bactérias aderentes viáveis em novas suturas cirúrgicas com revestimento antimicrobiano utilizando clorexidina ou octenidina, um fator crítico para a proliferação no início das infecções locais. A necessidade médica, uma erradicação rápida das bactérias nas feridas, pode ser satisfeita por uma elevada eficácia antimicrobiana durante os primeiros dias após o encerramento da ferida. Neste estudo, verificaram que as novas suturas revestidas com clorexidina e octenidina são eficazes contra várias espécies bacterianas durante o período crítico de 48 horas após a cirurgia. A análise em pormenor para S. aureus revelou que as suturas antimicrobianas com um teor de fármaco de 11 µg/cm demonstram propriedades bactericidas superiores contra S. aureus aderente em comparação com Vicryl1 Plus comercial contendo triclosan. Especialmente, o revestimento de laurato de clorexidina (CL11) mostra a maior eficácia para minimizar o número de bactérias aderidas e planctónicas. Este revestimento proporciona uma elevada libertação de fármaco nas primeiras 48 horas, clinicamente mais relevantes, após a aplicação da sutura e é - além disso - altamente biocompatível. Por conseguinte, este tipo de revestimento satisfaz melhor as necessidades médicas e deve ser recomendado para uma potencial aplicação clínica.[18]

14. **Sneha K, Senthilnathan P e Arun M (2020)** realizaram um estudo prospetivo, simples e cego, que incluiu 30 pacientes divididos em dois grupos com 15 pacientes cada, que tinham sido encaminhados para a Clínica de Cirurgia Oral, Chennai, para remoção cirúrgica de terceiros molares mandibulares impactados sob anestesia local. Os pacientes foram distribuídos aleatoriamente em dois grupos: O grupo 1 foi tratado com suturas de poliglactina impregnadas com triclosan (3-0) antimicrobiano para o encerramento e o grupo 2 com suturas de poliglactina impregnadas com diacetato de clorexidina (3-0) antimicrobiano. A avaliação da taxa de infeção, eritema anormal, dor e trismo entre os dois grupos foi efectuada no 7º dia de pós-operatório. Este estudo concluiu que não houve diferença significativa nas taxas de infeção entre os grupos. O eritema anormal e o trismo mostraram melhores resultados no grupo 2 (grupo da clorexidina) no 7.º dia de pós-operatório, ao passo que a incidência de dor foi mais elevada nos doentes tratados

com suturas revestidas com clorexidina no 7.º dia de pós-operatório, em comparação com os doentes tratados com suturas revestidas com triclosan. No entanto, o valor de P foi >0,05, o que foi considerado estatisticamente insignificante. Dentro das limitações do presente estudo, as suturas de poliglactina impregnadas com diacetato de clorexidina apresentaram taxas reduzidas de infeção, eritema e trismo em comparação com as suturas de poliglactina impregnadas com triclosan em doentes saudáveis.[26]

15. Mody P, Ali I, Shetty V, et al. (2019) realizaram um estudo comparativo em um total de 100 pacientes submetidos à excisão de nódulos benignos subcutâneos não infectados e inchaços cutâneos foram randomizados em dois grupos: grupo A no qual a sutura de poliglactina 910 revestida com triclosan foi usada para fechamento da ferida (50 pacientes) e Grupo B no qual a sutura convencional de poliglactina 910 não revestida foi usada para fechamento da ferida (50 pacientes). Concluiu-se que a sutura revestida com triclosan ajuda seguramente a prevenir a infeção do local da cirurgia, que não só aumenta a morbilidade do doente como também tem implicações a longo prazo.[4]

16. HENRI R. FORD, PETER JONES, BARBARA GAINES,3 KIMBERLY REBLOCK e DORELLA L. SIMPKINS (2005) realizaram um estudo prospetivo, aleatório, controlado, aberto, comparativo e num único centro. Pacientes pediátricos (idade 1-18 anos) submetidos a vários procedimentos cirúrgicos foram randomizados numa proporção de 2:1 para tratamento com sutura de poliglactina 910 revestida com triclosan ou sutura de poliglactina 910 revestida. O parâmetro de avaliação primário foi a avaliação do cirurgião sobre o manuseamento intra-operatório global da sutura de poliglactina 910 revestida com triclosan e da sutura de poliglactina 910 revestida tradicional sem triclosan. Os parâmetros secundários incluíram medidas específicas de manuseamento intra-operatório da sutura e avaliações da cicatrização de feridas. As medidas de manuseamento da sutura foram: (1) facilidade de passagem através do tecido; (2) fixação do nó no primeiro lançamento; (3) suavidade da amarração do nó; (4) segurança do nó; (5) manuseamento cirúrgico; (6) mão cirúrgica; (7) memória; e (8) desfiamento da sutura. A avaliação da cicatrização da ferida incluiu o seguinte: Progresso da cicatrização, infeção, edema, eritema, temperatura da pele, seroma, seio de sutura e dor. Foram registados os acontecimentos adversos. Concluiu-se que a sutura de poliglactina 910 revestida com triclosan teve um desempenho tão bom ou melhor do que a sutura de poliglactina 910 revestida tradicional em doentes pediátricos submetidos a procedimentos cirúrgicos gerais. A incidência de dor pós-operatória foi significativamente menor nos doentes tratados com sutura de poliglactina 910 revestida com triclosan do que com a sutura tradicional. Os autores especulam que a sutura de poliglactina 910 com triclosan, ao inibir a colonização bacteriana da sutura, reduziu a dor que pode ser um indicador de infeção "subclínica". A sutura de poliglactina 910 revestida com triclosan pode ser uma alternativa útil em pacientes com risco aumentado de desenvolver SSI.[8]

17. Otten J.E.,1 M., Wiedmann-Al-Ahmad, Jahnke H, Pelz K. et al(2004) efectuaram um estudo in-vivo e in-vitro sobre suturas monofilamentares reabsorvíveis (Monocryl) e não reabsorvíveis (Deknalon) utilizadas em cirurgia dentoalveolar intra-oral, tendo sido comparada a colonização bacteriana. Para o estudo in vivo, as suturas foram aplicadas em 11 pacientes durante a cirurgia dentária. Oito dias após a cirurgia, as suturas foram removidas e as bactérias aderidas foram isoladas e identificadas por bioquímica, morfologia, suscetibilidade a antibióticos e cromatografia gasosa. A colonização foi estudada por microscopia eletrónica de varrimento. As bactérias aeróbias e anaeróbias foram isoladas em unidades formadoras de colónias (ufc) quase iguais em cada sutura. Em comparação com Monocryl, foram isoladas cerca de 15% mais estirpes aeróbias e anaeróbias em Deknalon. No que diz respeito apenas aos agentes patogénicos, foram isoladas cerca de três vezes mais estirpes anaeróbias em ambas as suturas no total. Além disso, foram encontrados mais agentes patogénicos no Deknalon do que no Monocryl (aeróbios >40%, anaeróbios >25%). A variedade de bactérias corresponde a infecções purulentas e não à flora oral normal. As comparações intra-individuais de ufc revelaram diferenças na dependência do doente, tal como descrito para as placas subgengivais. Para o estudo in vitro, as suturas foram incubadas com Streptococcus intermedius e Prevotella intermedia durante 0,5 h. A microscopia eletrónica de varrimento foi realizada para examinar qualitativamente o nível de aderência bacteriana. Após 0,5 h, as bactérias aderiram muito bem. A taxa de colonização de Streptococcus intermedius em ambas as suturas foi semelhante. Foram observadas bactérias cocóides dentro de biofilmes. O crescimento da Prevotella intermedia foi muito melhor no Deknalon do que no Monocryl. Discute-se o risco de bacteriémia na altura da remoção da sutura.[7]

18. Kruthi N, Rajasekhar G, Anuradha Band Krishna Prasad L (2014) compararam a eficácia da poliglactina 910 (vicryl) versus a poliglactina 910 revestida com triclosan (vicryl plus) em termos de redução da aderência bacteriana ao material de sutura e de promoção da cicatrização de feridas. Concluiu-se que a utilização de sutura de poliglactina 910 revestida com triclosan reduz efetivamente a carga bacteriana no local da cirurgia. Uma vez que as bactérias que aderem aos materiais de sutura têm potencial para iniciar infecções odontogénicas e a remoção da sutura pode subsequentemente resultar em bacteriemia, o vicryl revestido com triclosan é uma alternativa eficaz em doentes submetidos a procedimentos cirúrgicos orais.[24]

MATERIAL E MÉTODOS

1. Contexto do estudo: O estudo comparativo foi realizado em pelo menos 20 indivíduos saudáveis, tanto do sexo masculino como feminino, que visitarão o Departamento de Cirurgia Oral e Maxilofacial da Faculdade de Ciências Dentárias PDM, Bahadurgarh, para dois procedimentos cirúrgicos orais menores em diferentes quadrantes, após autorização do comité de investigação e ética do instituto.

Armamentário de estudo:

1) Agente anestésico local (cloridrato de lidocaína a 2% com adrenalina 1:200000).
2) Sutura revestida com clorohexidina
3) Sutura revestida com triclosan
4) Solução salina normal
5) Kit cirúrgico

O kit cirúrgico é composto pelos seguintes equipamentos :

- Espelho bucal, pinça, sonda e bandeja para rins.
- Pega Bard Parker n.º 3
- Lâmina Bard Parker (n.º 15)
- Elevador periosteal de Molts, elevador periosteal de Howarth.
- Broca cirúrgica com peça de mão.
- Fórceps e elevadores para extração de molares mandibulares.
- Rongeur de ossos, ficheiro de ossos.
- Cureta
- Retractor de Austin
- Porta-agulhas, pinça para segurar tecidos Adsons, tesoura para cortar suturas

CONCEPÇÃO DO ESTUDO

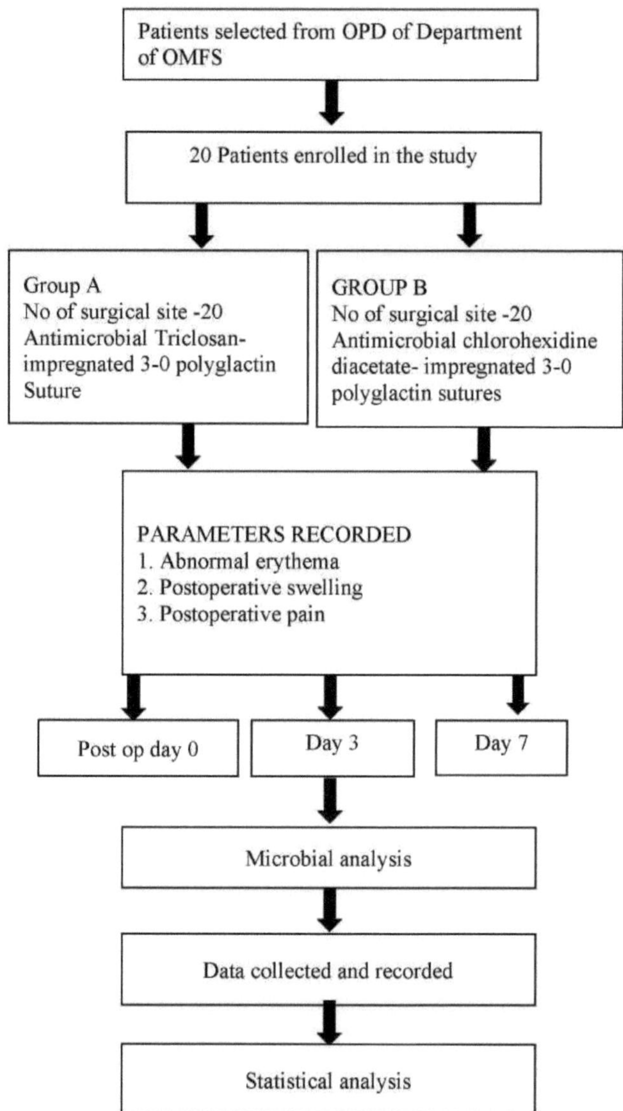

Duração do estudo: O estudo foi realizado durante o período de abril de 2022 a março de 2024.

OBJECTOS DE ESTUDO:

Seleção da amostra/Fonte de dados: Esta investigação clínica foi efectuada em, pelo menos, 20 indivíduos saudáveis, tanto do sexo masculino como feminino, que visitarão o Departamento de Cirurgia Oral e Maxilofacial da Faculdade de Ciências Dentárias PDM, Bahadurgarh

1) Critérios de inclusão:

   a) Indivíduos saudáveis com mais de 18 anos de idade

   b) Pacientes com indicação para dois procedimentos cirúrgicos orais menores em quadrantes diferentes

   c) Doentes sem sinais prévios de infeção clínica local ou dor com abertura da boca e função normal da ATM.

2) Critérios de exclusão

   a) Doentes a tomar medicamentos que possam alterar o curso do estudo e afetar a cicatrização do local da cirurgia, por exemplo, aspirina, AINEs, esteróides e medicamentos citotóxicos.

   b) Doentes que tenham tomado antibióticos anteriormente, num período de 2-3 semanas, para quaisquer infecções da cabeça e do pescoço ou do trato respiratório superior (penicilina/cefalosporina)

   c) Doentes com reacções alérgicas conhecidas à clorohexidina, aos beta-lactâmicos e às cefalosporinas.

   d) Pacientes que perderam o seguimento.

   e) Gravidez e mães lactantes ou contraceptivos orais.

   f) Pacientes com má higiene oral

   g) Doentes submetidos a radioterapia ou quimioterapia

   h) Fumador crónico

Tamanho da amostra: Esta investigação clínica foi efectuada em 20 indivíduos saudáveis, tanto do sexo masculino como feminino, que necessitavam de procedimentos cirúrgicos orais menores nos dois quadrantes diferentes do mesmo indivíduo.

Os doentes selecionados de acordo com os critérios de inclusão e exclusão acima referidos serão os sujeitos do estudo. Serão utilizados o fio de poliglactina impregnado com triclosan antimicrobiano e o fio de poliglactina impregnado com diacetato de clorexidina.

1. GRUPO A: Indivíduos a quem foram administradas suturas de poliglactina 3-0 impregnadas com triclosan em suturas interrompidas simples
2. GRUPO B: Indivíduos a quem foram aplicadas suturas antimicrobianas de poliglactina 3-0 impregnadas com diacetato de clorexidina de forma simples e interrompida.

Técnica de amostragem: Os indivíduos selecionados para o estudo foram explicados sobre o procedimento e será obtido o consentimento por escrito. Foi obtida autorização ética da instituição. Foram efectuadas investigações pré-operatórias, incluindo análises ao sangue: Hb (hemoglobina), BT (tempo de sangramento), CT (tempo de coagulação) e investigações radiográficas: IOPA (periapical intra-oral)/OPG (ortopantomografia), se indicado. No nosso estudo prospetivo, incluímos 20 indivíduos com 40 locais cirúrgicos que foram indicados para serem submetidos a um procedimento cirúrgico menor sob anestesia local no nosso limite.

Os doentes foram divididos em dois grupos para o estudo.

1) GRUPO 1: Indivíduos a quem foram administrados antimicrobianos impregnados com triclosan

   Suturas de poliglactina 3-0 em suturas simples interrompidas

2) GRUPO 2: Indivíduos a quem foram aplicadas suturas antimicrobianas de poliglactina 3-0 impregnadas com clorexidina, de forma simples e interrompida.

A avaliação foi efectuada nos dias 0, 3 e 7. Foram dadas instruções pós-operatórias. No 7º dia, as suturas serão removidas e a amostra de sutura será enviada para avaliação microbiológica.

Procedimento de recolha de dados - Todos os doentes escolhidos para o estudo foram preparados em condições assépticas normais e os casos foram operados utilizando incisões e passos do procedimento. Após o procedimento cirúrgico, procedeu-se a uma curetagem adequada, desbridamento, irrigação completa e a ferida foi fechada com poliglactina impregnada com triclosan (3-0) ou poliglactina impregnada com diacetato de clorexidina (3-0). Foram-lhes dados colutórios salinos no pós-operatório durante 7 dias para serem usados três vezes por dia após o procedimento.

Os dados foram recolhidos com base em determinados parâmetros registados durante e após a cirurgia. Estes parâmetros incluem eritema anormal, dor pós-operatória e inchaço. A avaliação microbiológica foi efectuada, incluindo o crescimento microbiano e o número de colónias cultivadas nos meios.

FOTOGRAFIAS CLÍNICAS

Imagens de suturas

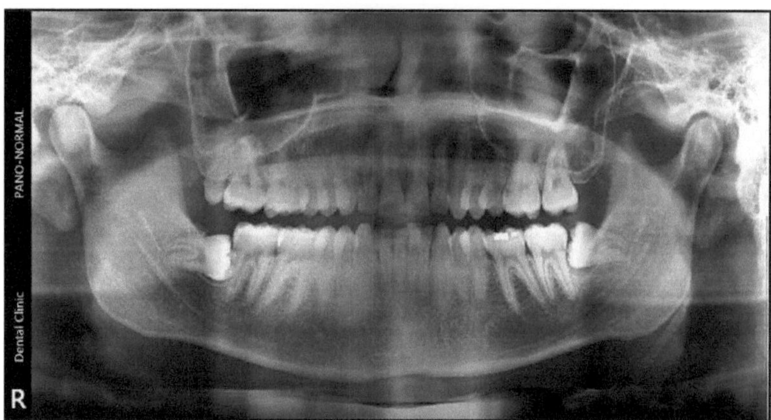

Figura 1: OPG pré-operatória mostrando impactações mesioangulares no lado esquerdo e impactações horizontais no lado direito.

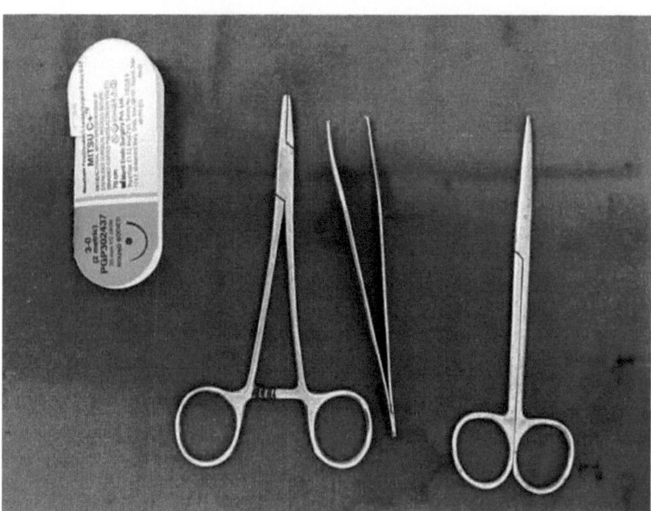

Figura 2: Armamento

Imagens intra-orais

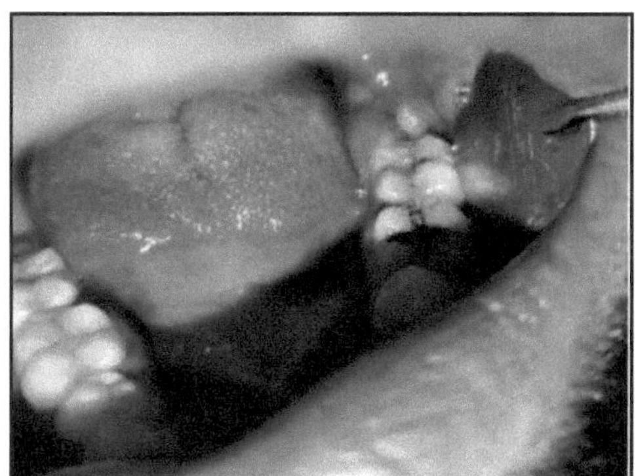

Figura 3 . Imagem pré-operatória mostrando o impacto 38

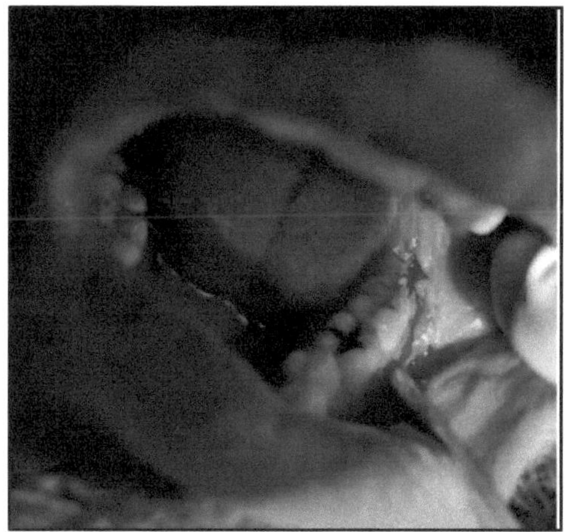

Figura 4. Imagem intra-operatória com incisão

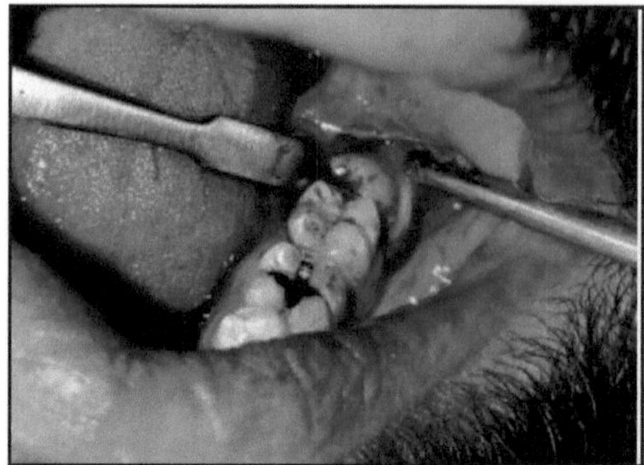
Figura 5. As imagens mostram - aba levantada

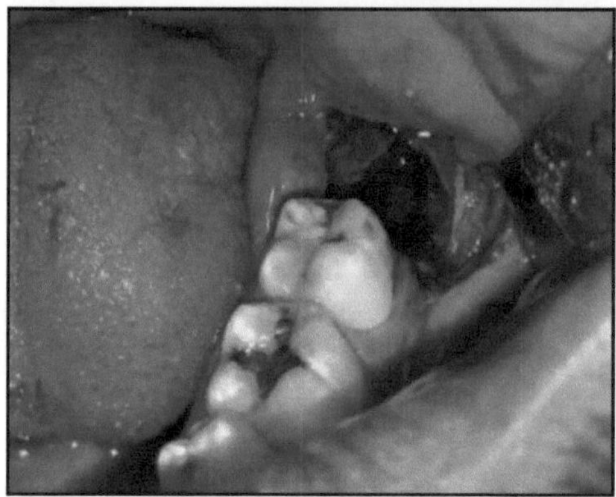
Figura 6. As imagens mostram: Cavidade após extração do dente e irrigação

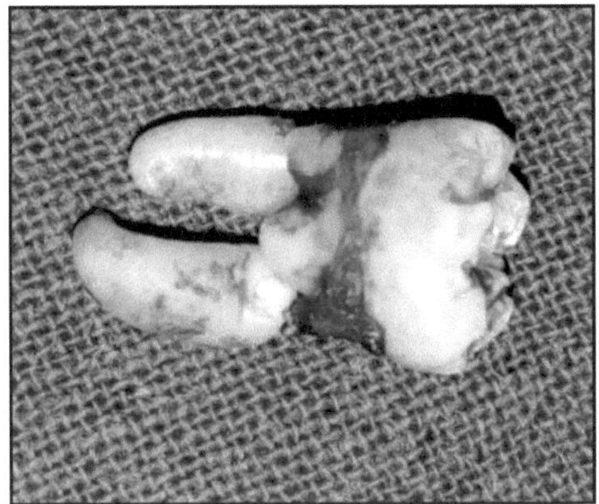

Figura 7. A imagem mostra: Dente extraído

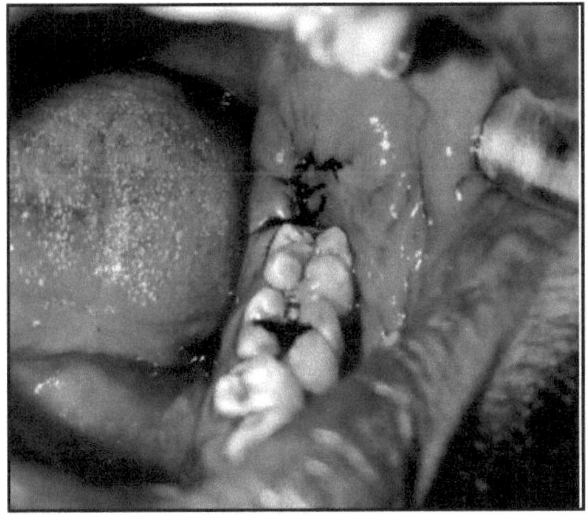

Figura 8. A cavidade é fechada com sutura de triclosan 3-0.

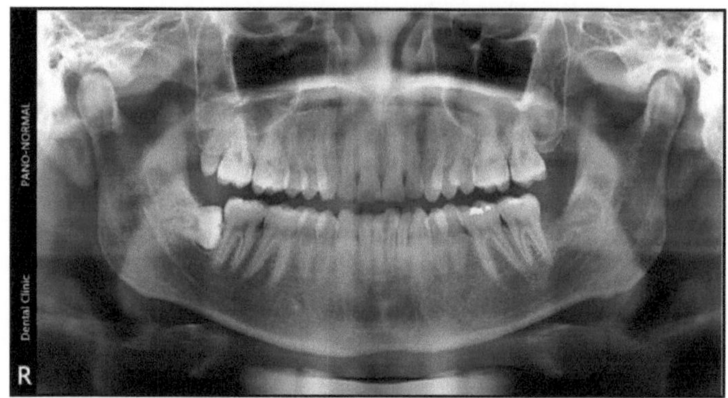

Figura 9. Impactação horizontal de 48.

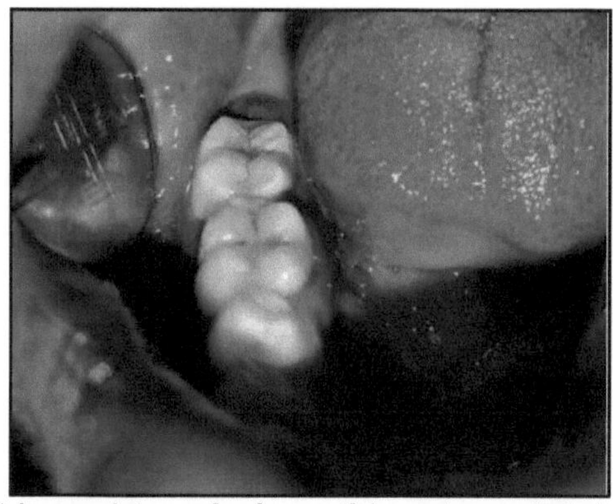

Figura 10. A imagem intra-oral pré-operatória mostra uma lesão impactada 48

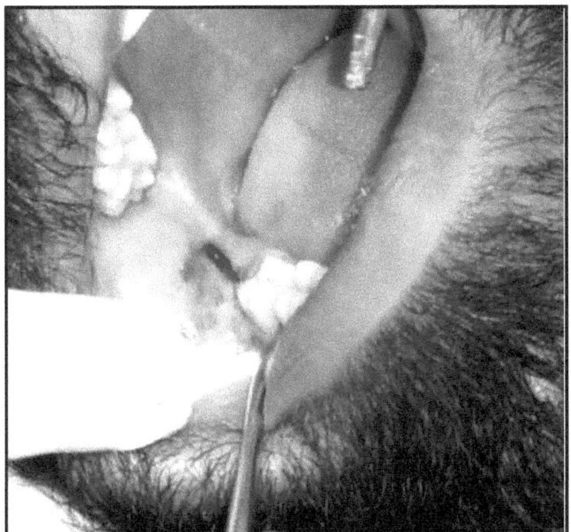

Figura 11. Imagem intra-operatória da incisão

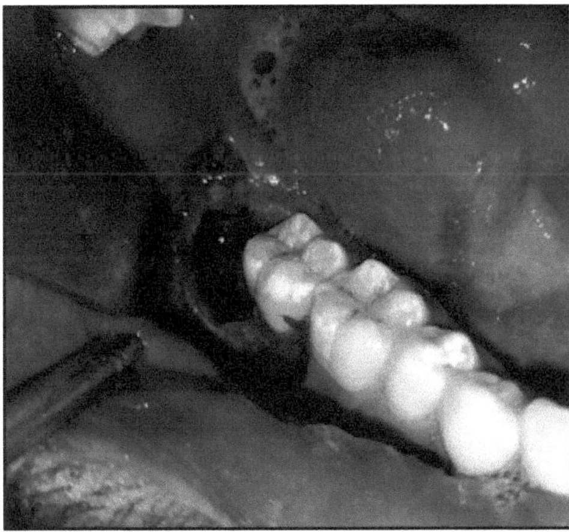

Figura 12. A imagem intra-oral mostra o alvéolo após a extração do dente

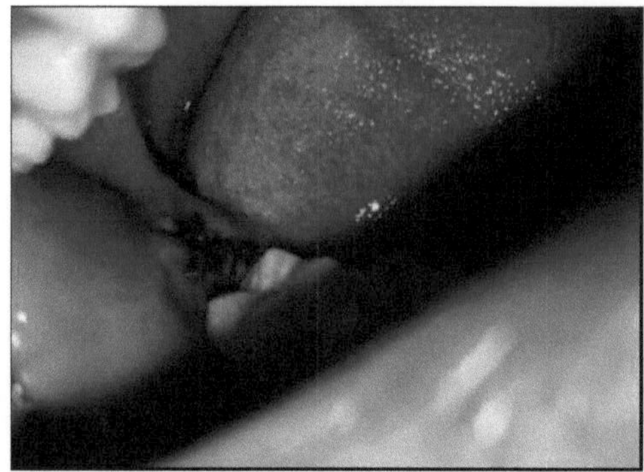

Figura 13. Bolsa fechada com sutura de clorexidina 3-0.

OBSERVAÇÃO E RESULTADOS

Os dados foram analisados utilizando o Statistical Package for Social Sciences (SPSS) versão 21, IBM Inc. Foram apresentados dados descritivos para cada variável. Os dados resumidos foram apresentados em tabelas e gráficos. Os dados não se distribuíram normalmente, conforme testado com o teste Shaperio-Wilk W (o valor de p foi inferior a 0,05) para as pontuações VAS e eritema. Foi utilizado o teste de Wilcoxon (2 grupos) e o teste de Fried Mann (3 ou mais) para os grupos dependentes. Para edema, CFU. Foram utilizadas medidas repetidas de anova e teste t emparelhado. Um nível de $p<0,05$ foi considerado estatisticamente significativo.

DADOS DEMOGRÁFICOS DOS PACIENTES

TABELA 1: Média ± DP de anos de idade dos pacientes de acordo com o sexo

	SEX	N=20	Mean	Std. Deviation
AGE	MALES	12	27	6.71
	FEMALES	8	28	4.84
P value			0.989, ns	

Teste t independente, nível de significância fixado em $p < 0,05$

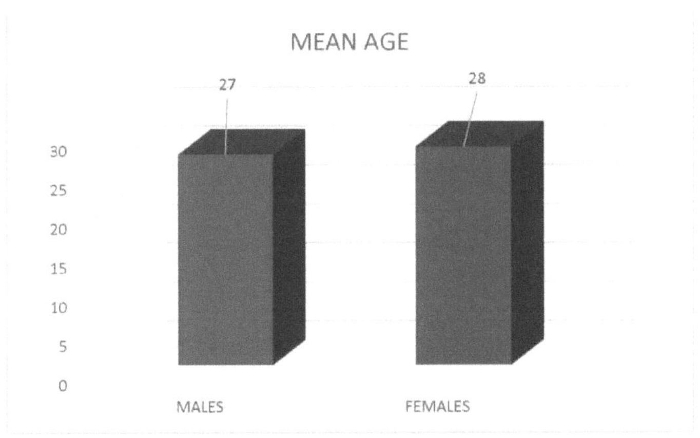

FIGURA 1: Média ± DP de anos de idade dos pacientes de acordo com o género

Tabela 1 e Figura 1: A idade média ± DP dos doentes do sexo masculino foi de 27 ± 6,71 anos e a das mulheres de 28 ± 4,84 anos. Não foi significativa.

TABELA 2: Distribuição dos pacientes de acordo com o curativo no sítio cirúrgico.

		N	%
GROUP A	Individuals who were given triclosan-impregnated 3-0 polyglactin sutures in simple interrupted sutures	20	100
GROUP B	Individuals who were given antimicrobial chlorhexidine diacetate impregnated 3-0 polyglactin sutures in a simple interrupted fashion.		

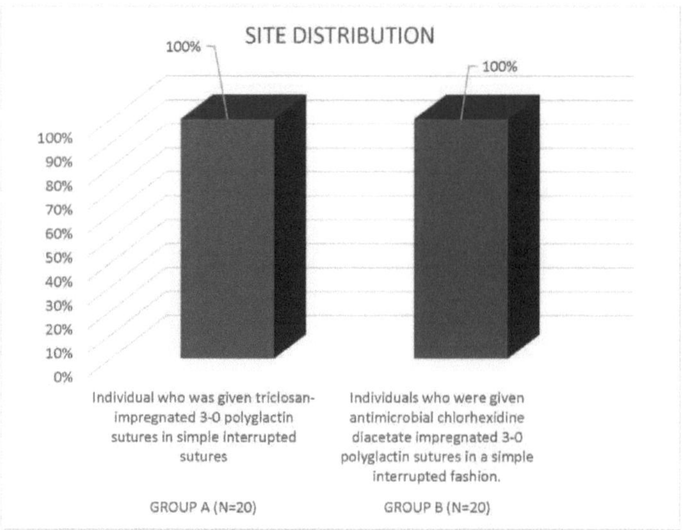

FIGURA 2: Distribuição dos doentes de acordo com os dois tipos de suturas revestidas com diferentes antibacterianos na prevenção da infeção do local da cirurgia

Tabela 2 e Figura 2: Este foi um estudo de boca dividida, com os mesmos pacientes recebendo ambos os tratamentos em diferentes visitas de acompanhamento com 20 SITES.

TABELA 3: Comparação das pontuações vas entre os dois grupos: intra-grupo

	GROUP A		GROUP B	
	Mean	SD	Mean	SD
Pre-op (n=20)	6.6	1.2312	6.1	1.2937
Post-op Day 3 (n=20)	2.3	0.8645	1.7	0.8013
Post-op Day 7 (n=20)	0.95	0.8256	0.4	0.5026
P Value	0.001*, sig		0.001*, sig	
POST HOC	Post-op Day 7< post-op Day 3, Pre-op		Post-op Day 3< post-op Day 1, Pre-op	
FRIED MAN TEST, WILCOXON SIGNED-RANK TEST LEVEL OF SIGNIFICANCE SET AT $P \leq 0.05$ SIG: SIGNIFICANT				

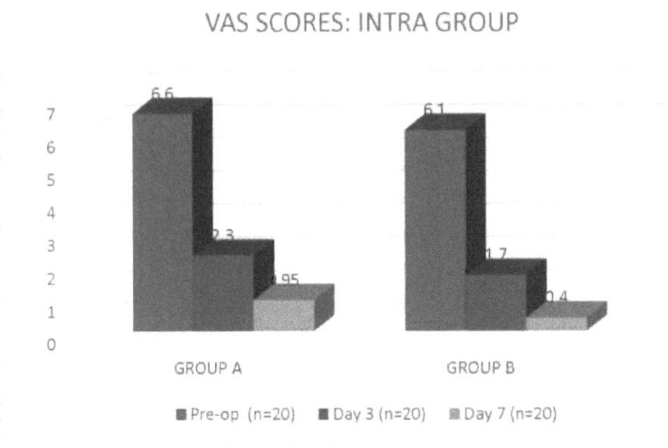

FIGURA 3: Comparação das pontuações vas entre dois grupos: intragrupo

Tabela 3 e Figura 3: As pontuações da Escala Visual Analógica (EVA) foram comparadas entre o Grupo A e o Grupo B em três momentos diferentes: pré-operatório, dia 3 pós-operatório e dia 7 pós-operatório.

No Grupo A, a pontuação média pré-operatória da EVA foi de 6,6 (DP = 1,23), diminuindo significativamente no terceiro dia de pós-operatório para uma média de 2,3 (DP = 0,86). No sétimo dia de pós-operatório, a pontuação média da EVA diminuiu para 0,95 (DP = 0,83). O valor de P para essas comparações foi de 0,001, indicando uma redução estatisticamente significativa nos escores da EVA ao longo do tempo no Grupo A.

Da mesma forma, no Grupo B, a pontuação média pré-operatória da EVA foi de 6,1 (DP = 1,29). Esta pontuação também diminuiu significativamente no terceiro dia de pós-operatório para uma média de 1,7 (DP = 0,80). No sétimo dia de pós-operatório, a pontuação média da EVA diminuiu ainda mais para 0,4 (DP = 0,50). O valor de P para o Grupo B também foi de 0,001, reflectindo uma redução significativa das pontuações da EVA ao longo do tempo.

A análise post hoc revelou que, em ambos os grupos, as pontuações da EVA no sétimo dia de pós-operatório eram significativamente inferiores às do terceiro dia de pós-operatório e do período pré-operatório. Além disso, as pontuações da EVA no dia 3 do pós-operatório foram significativamente inferiores às pontuações do pré-operatório.

Tanto o Grupo A como o Grupo B mostraram reduções significativas nos níveis de dor, medidos pelas pontuações da EVA, desde o período pré-operatório até ao sétimo dia de pós-operatório, com diferenças estatisticamente significativas observadas em cada momento. A utilização do teste de Friedman confirmou que estas alterações foram substanciais, com um nível de significância fixado em $P \leq 0,05$.

TABELA 4: Comparação da pontuação dos vas entre os dois grupos: intergrupo.

	GROUP A		GROUP B		P VALUE
	Mean	SD	Mean	SD	
Pre-op (n=20)	6.6	1.2312	6.1	1.2937	0.218, NS
Post-op Day 3 (n=20)	2.3	0.8645	1.7	0.8013	0.029*, SIG
Post-op Day 7 (n=20)	0.95	0.8256	0.4	0.5026	0.014*, SIG

TESTE DE CLASSIFICAÇÃO ASSINADA DE WILCOXON

NÍVEL DE SIGNIFICÂNCIA FIXADO EM P ≤ 0,05

SIG: SIGNIFICATIVO

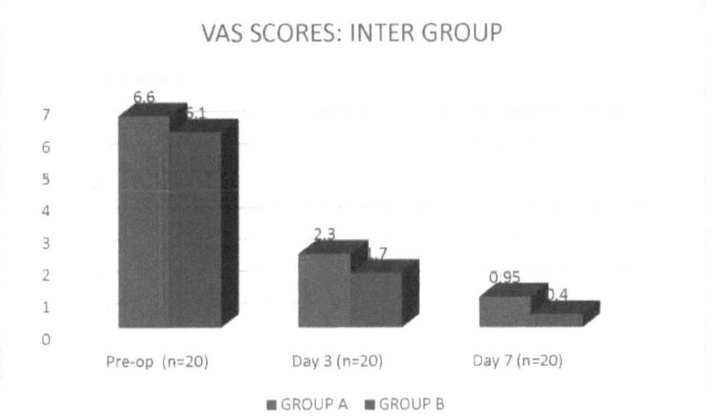

FIGURA 4: Comparação das pontuações dos vas entre dois grupos: intergrupo.

A comparação intergrupos das pontuações da Escala Visual Analógica (EVA) entre o Grupo A e o Grupo B em diferentes momentos - pré-operatório, dia 3 pós-operatório e dia 7 pós-operatório - revelou resultados significativos.

No pré-operatório, o Grupo A tinha uma pontuação média na EVA de 6,6 (DP = 1,23), enquanto o Grupo B tinha uma pontuação média na EVA de 6,1 (DP = 1,29). O valor de P de 0,218 indica que não há diferença significativa entre os dois grupos neste momento inicial.

No terceiro dia de pós-operatório, a pontuação média da EVA para o Grupo A diminuiu para 2,3

(DP = 0,86), enquanto a pontuação média do Grupo B diminuiu para 1,7 (DP = 0,80). O valor de P para esta comparação foi de 0,029, indicando uma diferença estatisticamente significativa entre os dois grupos, com o Grupo B a apresentar níveis de dor mais baixos.

No 7º dia de pós-operatório, a pontuação média da EVA no Grupo A diminuiu ainda mais para 0,95 (DP = 0,83); no Grupo B, diminuiu para 0,4 (DP = 0,50). O valor de P para esta comparação foi de 0,014, mostrando novamente uma diferença significativa entre os dois grupos, com o Grupo B a continuar a apresentar níveis de dor mais baixos do que o Grupo A.

Em resumo, embora não tenha havido uma diferença significativa nas pontuações pré-operatórias da EVA entre os dois grupos, o Grupo B registou pontuações EVA significativamente mais baixas no pós-operatório, tanto no terceiro como no sétimo dia, em comparação com o Grupo A. Isto sugere que os indivíduos a quem foram administradas suturas antimicrobianas de poliglactina 3-0 impregnadas com diacetato de clorexidina, de uma forma simples e interrompida. podem ser mais eficazes na redução da dor pós-operatória.

TABELA 5: Comparação do inchaço entre os dois grupos: intra-grupo

	GROUP A		GROUP B	
	Mean	SD	Mean	SD
Pre-op (n=20)	13.04	1.18	12.40	1.26
Post-op Day 3 (n=20)	11.20	0.77	10.16	1.23
Post-op Day 7 (n=20)	9.78	0.79	8.62	1.01
P Value	0.001*, sig		0.001*, sig	
POST HOC	Post-op Day 7< post-op Day 3, Pre-op		Post-op Day 3< post-op Day 1, Pre-op	
REPEATED MEASURES OF ANOVA, PAIRED T TEST LEVEL OF SIGNIFICANCE SET AT $P \leq 0.05$ SIG: SIGNIFICANT				

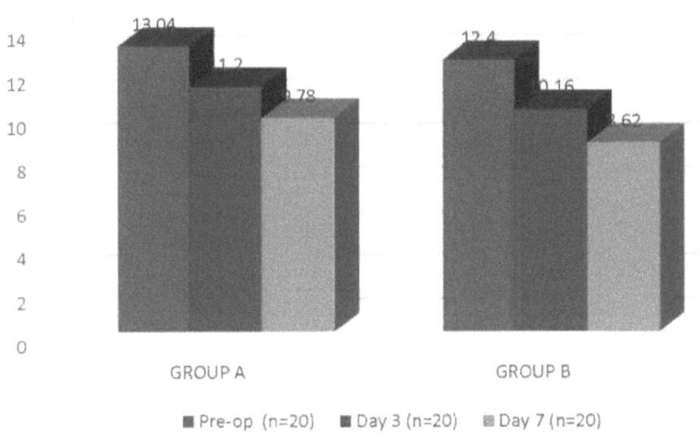

FIGURA 5: Comparação do inchaço entre os dois grupos: intra-grupo

A comparação intra-grupo do edema entre o Grupo A e o Grupo B foi efectuada em três momentos diferentes: no pré-operatório, no 3º dia pós-operatório e no 7º dia pós-operatório.

No Grupo A, a medição média do inchaço foi de 13,04 (DP = 1,18) no pré-operatório. Este valor diminuiu significativamente no terceiro dia de pós-operatório para 11,20 (DP = 0,77), e reduziu ainda mais no sétimo dia de pós-operatório para 9,78 (DP = 0,79). O valor de P para estas alterações foi de 0,001, indicando uma redução estatisticamente significativa do inchaço ao longo do tempo no Grupo A.

Da mesma forma, no Grupo B, a medição média do inchaço foi de 12,40 (DP = 1,26) no pré-operatório. No terceiro dia de pós-operatório, o inchaço médio diminuiu significativamente para 10,16 (DP = 1,23) e, no sétimo dia de pós-operatório, reduziu ainda mais para 8,62 (DP = 1,01). O valor de P para o Grupo B também foi de 0,001, reflectindo uma redução significativa do inchaço ao longo do tempo.

A análise post hoc revelou que, em ambos os grupos, o inchaço no sétimo dia pós-operatório era significativamente menor do que no terceiro dia pós-operatório e no período pré-operatório. Além disso, o inchaço no dia 3 pós-operatório foi significativamente menor do que no período pré-operatório.

No geral, tanto o Grupo A como o Grupo B demonstraram uma redução significativa do inchaço desde o período pré-operatório até ao sétimo dia pós-operatório, com diferenças estatisticamente significativas observadas em cada ponto temporal. Estes resultados foram confirmados utilizando as medidas repetidas de anova e o teste t emparelhado, com o nível de significância fixado em $P \leq 0,05$.

TABELA 6: Comparação do edema entre os dois grupos: intergrupo

	GROUP A		GROUP B		P VALUE
	Mean	SD	Mean	SD	
Pre-op (n=20)	13.04	1.18	12.40	1.26	0.103, NS
Post-op Day 3 (n=20)	11.20	0.77	10.16	1.23	0.003*, SIG
Post-op Day 7 (n=20)	9.78	0.79	8.62	1.01	0.001*, SIG

TESTE DE CABELO

NÍVEL DE SIGNIFICÂNCIA FIXADO EM P ≤ 0,05

SIG: SIGNIFICATIVO

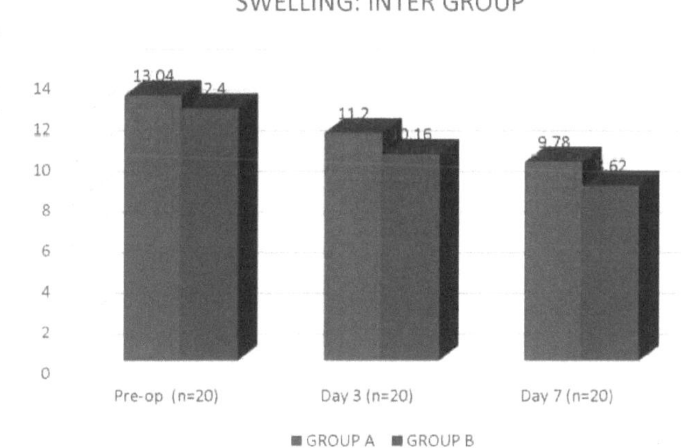

FIGURA 6: Comparação do inchaço entre dois grupos: intergrupo

A comparação intergrupos do edema entre o Grupo A e o Grupo B foi avaliada em três momentos diferentes: no pré-operatório, no 3º dia pós-operatório e no 7º dia pós-operatório.

No pré-operatório, o Grupo A tinha uma média de inchaço de 13,04 (DP = 1,18), enquanto o Grupo B tinha uma média de 12,40 (DP = 1,26). O valor de P para esta comparação foi de 0,103, indicando que não houve diferença estatisticamente significativa no inchaço entre os dois grupos antes da cirurgia.

No terceiro dia de pós-operatório, o inchaço médio no Grupo A diminuiu para 11,20 (DP = 0,77), enquanto no Grupo B diminuiu para 10,16 (DP = 1,23). O valor de P para esta comparação foi de 0,003, indicando uma diferença estatisticamente significativa entre os dois grupos, com o Grupo B a registar menos inchaço.

No sétimo dia de pós-operatório, o inchaço médio no Grupo A diminuiu ainda mais para 9,78 (DP = 0,79), enquanto no Grupo B diminuiu para 8,62 (DP = 1,01). O valor de P para este ponto temporal foi de 0,001, mostrando uma diferença significativa entre os grupos, com o Grupo B a continuar a apresentar um inchaço menor em comparação com o Grupo A.

Em resumo, embora não tenha havido diferença significativa no inchaço entre o Grupo A e o Grupo B no pré-operatório, o Grupo B exibiu significativamente menos inchaço em comparação com o Grupo A tanto no dia 3 como no dia 7 pós-operatório. Estes resultados foram validados utilizando o teste t emparelhado, com o nível de significância fixado em $P \leq 0,05$.

TABELA 7: Comparação do eritema entre os dois grupos: intra-grupo

	GROUP A		GROUP B	
	Mean	SD	Mean	SD
Pre-op (n=20)	2.30	0.57	2.10	0.64
Post-op Day 3 (n=20)	1.40	0.50	0.95	0.51
Post-op Day 7 (n=20)	0.65	0.67	0.25	0.44
P Value	0.001*, sig		0.001*, sig	
POST HOC	Post-op Day 7< post-op Day 3, Pre-op		Post-op Day 3< post-op Day 1, Pre-op	
FRIED MAN TEST, WILCOXON SIGNED-RANK TEST LEVEL OF SIGNIFICANCE SET AT P ≤ 0.05 SIG: SIGNIFICANT				

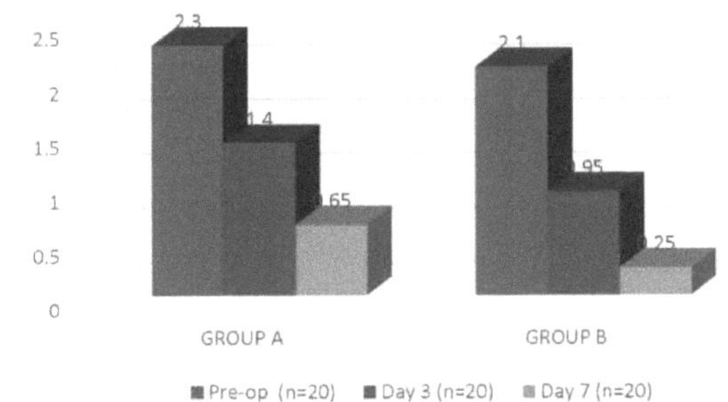

FIGURA 7: Comparação do eritema entre os dois grupos: intra-grupo

A comparação intra-grupo do eritema entre o Grupo A e o Grupo B foi avaliada em três momentos: pré-operatório, no 3º dia pós-operatório e no 7º dia pós-operatório.

No Grupo A, a pontuação média do eritema foi de 2,30 (DP = 0,57) no pré-operatório. Este valor diminuiu significativamente para 1,40 (DP = 0,50) no terceiro dia de pós-operatório, e voltou a diminuir para 0,65 (DP = 0,67) no sétimo dia de pós-operatório. O valor de P para estas alterações foi de 0,001, indicando uma redução estatisticamente significativa do eritema ao longo do tempo no Grupo A.

Do mesmo modo, no Grupo B, a pontuação média do eritema foi de 2,10 (DP = 0,64) no pré-operatório. No terceiro dia de pós-operatório, esta pontuação diminuiu significativamente para 0,95 (DP = 0,51) e, no sétimo dia de pós-operatório, diminuiu ainda mais para 0,25 (DP = 0,44). O valor de P para o Grupo B também foi de 0,001, reflectindo uma redução significativa do eritema ao longo do tempo.

A análise post hoc indicou que, em ambos os grupos, o eritema no 7º dia pós-operatório foi significativamente menor do que no 3º dia pós-operatório e no período pré-operatório. Além disso, o eritema no dia 3 pós-operatório foi significativamente menor do que no período pré-operatório.

Em conclusão, tanto o Grupo A como o Grupo B apresentaram uma redução significativa do eritema desde o período pré-operatório até ao sétimo dia pós-operatório, com diferenças estatisticamente significativas observadas em cada momento. O uso do teste de Friedman e do teste de Wilcoxon confirmou a significância dessas alterações, com o nível de significância estabelecido em $P \leq 0,05$.

TABELA 8: Comparação do eritema entre os dois grupos: intergrupo

	GROUP A		GROUP B		P VALUE
	Mean	SD	Mean	SD	
Pre-op (n=20)	2.30	0.57	2.10	0.64	0.304, NS
Post-op Day 3 (n=20)	1.40	0.50	0.95	0.51	0.008*, SIG
Post-op Day 7 (n=20)	0.65	0.67	0.25	0.44	0.032*, SIG

TESTE DE CLASSIFICAÇÃO ASSINADA DE WILCOXON

NÍVEL DE SIGNIFICÂNCIA FIXADO EM P ≤ 0,05

SIG: SIGNIFICATIVO

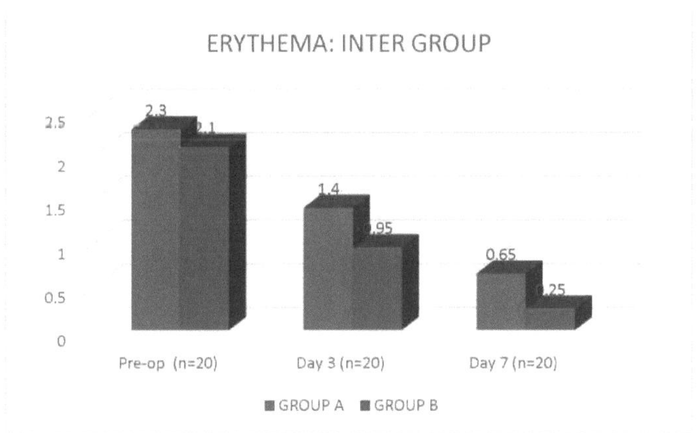

FIGURA 8: Comparação do eritema entre dois grupos: intergrupo

A comparação intergrupos do eritema entre o Grupo A e o Grupo B foi avaliada em três momentos diferentes: no pré-operatório, no 3º dia pós-operatório e no 7º dia pós-operatório.

No pré-operatório, o Grupo A tinha uma pontuação média de eritema de 2,30 (DP = 0,57), enquanto o Grupo B tinha uma pontuação média de 2,10 (DP = 0,64). O valor de P para esta comparação foi de

0,304, indicando que não há diferença estatisticamente significativa entre os dois grupos antes da cirurgia.

No terceiro dia de pós-operatório, a pontuação média do eritema no Grupo A diminuiu para 1,40 (DP = 0,50), enquanto no Grupo B diminuiu mais significativamente para 0,95 (DP = 0,51). O valor de P para esta comparação foi de 0,008, indicando uma diferença estatisticamente significativa entre os dois grupos, com o Grupo B a apresentar uma maior redução do eritema.

No sétimo dia pós-operatório, a pontuação média do eritema no Grupo A diminuiu ainda mais para 0,65 (DP = 0,67), enquanto no Grupo B diminuiu para 0,25 (DP = 0,44). O valor de P para esta comparação foi de 0,032, mostrando novamente uma diferença significativa entre os grupos, com o Grupo B a continuar a apresentar níveis de eritema mais baixos em comparação com o Grupo A.

Em resumo, embora não tenha havido diferença significativa nos níveis de eritema entre o Grupo A e o Grupo B no pré-operatório, o Grupo B demonstrou níveis de eritema significativamente mais baixos tanto no dia 3 como no dia 7 do pós-operatório. Estes resultados foram confirmados utilizando o teste Wilcoxon signed-rank, com o nível de significância fixado em $P \leq 0,05$. Isto sugere que o tratamento aplicado ao Grupo B pode ter sido mais eficaz na redução do eritema em comparação com o Grupo A.

TABELA 9 Comparação da unidade formadora de colónias entre dois grupos: intragrupo

	GROUP A		GROUP B	
	Mean	SD	Mean	SD
Post-op Day 3 (n=20)	9.67	4.97	5.32	4.65
Post-op Day 7 (n=20)	11.88	4.86	6.23	4.85
P Value	0.001*, sig Post-op Day 7> post-op Day 3		0.061,ns	
PAIRED T TEST LEVEL OF SIGNIFICANCE SET AT P ≤ 0.05 SIG: SIGNIFICANT				

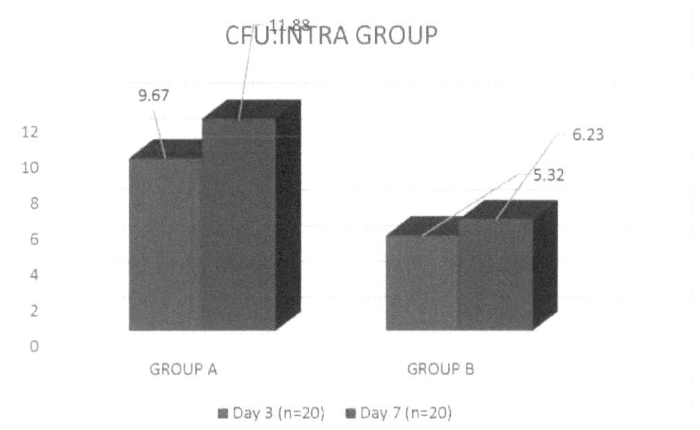

FIGURA 9: Comparação da unidade formadora de colónias entre dois grupos: intragrupo

A comparação intra-grupo das unidades formadoras de colónias (CFU) no Grupo A e no Grupo B foi analisada em dois momentos pós-operatórios: dia 3 e dia 7.

No Grupo A, a contagem média de UFC no terceiro dia de pós-operatório foi de 9,67 (DP = 4,97). No sétimo dia de pós-operatório, a contagem média de UFC aumentou significativamente para 11,88 (DP = 4,86). O valor de P para esta comparação foi de 0,001, indicando um aumento estatisticamente significativo de UFCs do dia 3 para o dia 7 no Grupo A.

Do mesmo modo, no Grupo B, a contagem média de UFC no dia 3 do pós-operatório foi de 5,32 (DP = 4,65). No sétimo dia de pós-operatório, esta contagem também aumentou para 6,23 (DP = 4,85). O valor de P para esta alteração foi de 0,061, demonstrando um aumento não significativo das UFC do dia 3 para o dia 7 no Grupo B.

Em conclusão, o Grupo A registou um aumento significativo das contagens de UFC entre os dias 3 e 7 do pós-operatório. Estes resultados foram validados utilizando o teste t emparelhado, com um nível de significância fixado em $P \leq 0,05$. Isto sugere um aumento notável na formação de colónias bacterianas ao longo do tempo em ambos os grupos.

TABELA 10: Comparação da unidade formadora de colónias entre dois grupos: intergrupo

	GROUP A		GROUP B		P VALUE
	Mean	SD	Mean	SD	
Post-op Day 3 (n=20)	1.40	0.50	0.95	0.51	0.007*, SIG
Post-op Day 7 (n=20)	0.65	0.67	0.25	0.44	0.001*, SIG

TESTE DE CLASSIFICAÇÃO ASSINADA DE WILCOXON

NÍVEL DE SIGNIFICÂNCIA FIXADO EM P ≤ 0,05

SIG: SIGNIFICATIVO

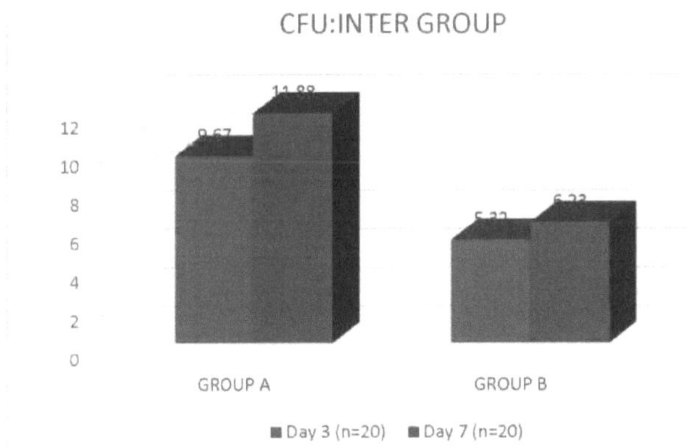

FIGURA 10: Comparação da unidade formadora de colónias entre dois grupos: intergrupo

A comparação intergrupos das unidades formadoras de colónias (CFU) entre o Grupo A e o Grupo B foi avaliada em dois momentos pós-operatórios: dia 3 e dia 7.

No terceiro dia de pós-operatório, o Grupo A tinha uma contagem média de UFC de 1,40 (DP = 0,50), enquanto o Grupo B tinha uma contagem média mais baixa de UFC de 0,95 (DP = 0,51). O valor de P para esta comparação foi de 0,007, indicando uma diferença estatisticamente significativa entre os dois grupos, com o Grupo B a apresentar menos UFC do que o Grupo A.

No sétimo dia pós-operatório, a contagem média de UFC no Grupo A diminuiu para 0,65 (DP = 0,67), enquanto no Grupo B diminuiu ainda mais para 0,25 (DP = 0,44). O valor de P para esta comparação foi de 0,001, mostrando novamente uma diferença significativa entre os grupos, com o Grupo B a continuar a apresentar uma contagem de UFC mais baixa em comparação com o Grupo A.

Em resumo, o Grupo B demonstrou contagens de UFC significativamente mais baixas em comparação com o Grupo A, tanto no dia 3 como no dia 7 do pós-operatório. Estes resultados sugerem que o tratamento ou a intervenção aplicada ao Grupo B foi mais eficaz na redução da formação de colónias bacterianas. As diferenças entre os grupos foram estatisticamente significativas, como confirmado pelo teste Wilcoxon signed-rank, com o nível de significância fixado em $P \leq 0,05$.

TABELA 11: Alteração percentual em relação à linha de base

	GROUP A	GROUP B:
VAS SCORES -	DECREASE	
Pre-op to Post-op Day 3	64.81	71.58
Pre-op to Post-op Day 7	86.1	92.5
Post-op Day 3 to Post-op Day 7	54.5	75
SWELLING	DECREASE	
Pre-op to Post-op Day 3	13.65	17.97
Pre-op to Post-op Day 7	24.63	30.35
Post-op Day 3 to Post-op Day 7	12.57	14.93
ERYTHEMA	DECREASE	
Pre-op to Post-op Day 3	38.3	58.3
Pre-op to Post-op Day 7	73.3	90
Post-op Day 3 to Post-op Day 7	62.5	80
MICROBIAL COUNT (CFU)	INCREASE	
Post-op Day 3 to Post-op Day 7	36.08	32.183

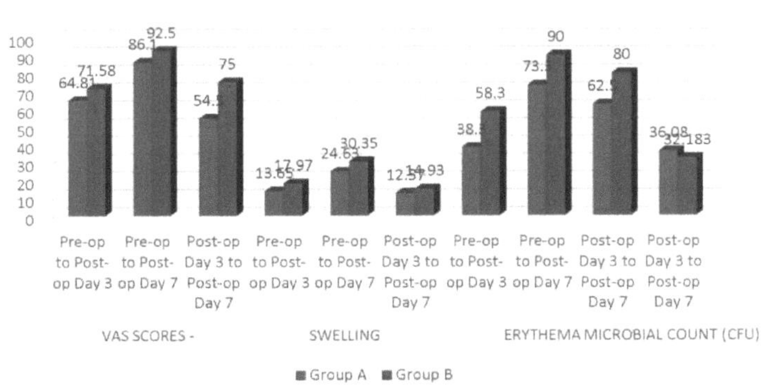

FIGURA 11: Alteração percentual em relação à linha de base

Ao avaliar a alteração percentual em relação à linha de base para ambos os grupos, surgem tendências notáveis. Relativamente às pontuações da Escala Visual Analógica (EVA), que mede a dor, ambos os grupos registaram uma redução significativa ao longo do tempo. O Grupo A registou uma diminuição de 64,81% desde o pré-operatório até ao 3º dia de pós-operatório e uma diminuição de 86,1% até ao 7º dia de pós-operatório. A redução do 3º dia pós-operatório para o 7º dia pós-operatório foi de 54,5%. O Grupo B apresentou uma redução maior, com uma diminuição de 71,58% do pré-operatório para o 3º dia de pós-operatório e uma diminuição de 92,5% até ao 7º dia de pós-operatório. A redução do 3º dia pós-operatório para o 7º dia pós-operatório foi de 75%.

O inchaço diminuiu em ambos os grupos, embora o Grupo B tenha registado uma redução percentual mais elevada. Especificamente, o inchaço do Grupo A diminuiu 13,65% do pré-operatório ao 3º dia pós-operatório e 24,63% no 7º dia pós-operatório, com uma redução de 12,57% do 3º ao 7º dia pós-operatório. O Grupo B registou uma diminuição de 17,97% do pré-operatório para o 3º dia de pós-operatório e uma diminuição de 30,35% até ao 7º dia de pós-operatório, com uma redução de 14,93% do 3º para o 7º dia de pós-operatório.

O eritema, ou vermelhidão da pele, também registou reduções em ambos os grupos. O Grupo A registou uma redução de 38,3% do pré-operatório para o 3º dia de pós-operatório e uma redução de 73,3% até ao 7º dia de pós-operatório, com uma redução de 62,5% do 3º ao 7º dia de pós-operatório. O grupo B apresentou uma diminuição maior, com uma redução de 58,3% do pré-operatório para o 3º dia de pós-operatório e uma diminuição de 90% no 7º dia de pós-operatório, com uma diminuição de 80% do 3º ao 7º dia de pós-operatório.

Por outro lado, a contagem microbiana (medida em UFC) aumentou do 3º para o 7º dia pós-operatório em ambos os grupos, com o Grupo A a registar um aumento de 36,08% e o Grupo B um aumento de 32,18%. Isto indica um potencial aumento da presença microbiana durante o período pós-operatório.

DISCUSSÃO

As suturas cirúrgicas são utilizadas para reparar órgãos e tecidos durante as operações. Numa cirurgia planeada ou electiva, o cirurgião faz uma ferida incisional controlada através da pele para ter acesso a tecidos ou órgãos mais profundos, de modo a poder realizar o procedimento operatório necessário (por exemplo, remoção de um tumor do fígado ou substituição de uma articulação do joelho). Na cirurgia de emergência em que a pele está intacta (por exemplo, laparotomia de emergência), o processo de incisão é semelhante. Na cirurgia de emergência em que a pele está partida, como uma fratura exposta ou uma laceração dos tecidos moles, nem sempre é necessária uma incisão para aceder às estruturas subcutâneas lesadas. Em vez disso, a ferida traumática existente pode ser desbridada (tecido danificado removido da ferida) ou excisada (remoção cirúrgica da ferida na sua totalidade) como parte inicial do procedimento operatório. Uma vez concluído o procedimento operatório, o cirurgião utiliza suturas cirúrgicas para reconstruir as camadas de tecido que teve de cortar para chegar aos tecidos ou órgãos relevantes. A ferida cirúrgica é fechada "camada a camada", terminando com o fecho da ferida cutânea. O número de camadas depende da localização anatómica da operação. Por exemplo, o abdómen tem várias camadas de tecido entre as vísceras e a pele e, normalmente, todas as camadas são reparadas antes de a pele ser fechada. Em contrapartida, a mão tem apenas uma camada entre a pele e as estruturas mais profundas, sendo apenas necessário fechar a pele com suturas.

Está disponível uma variedade de materiais de sutura para fazer face à variabilidade dos requisitos das feridas cirúrgicas. As suturas podem ser absorvíveis ou não absorvíveis, entrançadas ou com um único filamento (conhecido como monofilamento), e variam em termos de calibre, bem como de propriedades químicas e físicas (Rose 2021). Embora existam muitas outras variações do tipo de sutura, estas quatro caraterísticas são fundamentais. As suturas antimicrobianas consistem em suturas cirúrgicas que são revestidas ou impregnadas com uma substância tóxica para as bactérias. Os revestimentos antimicrobianos impedem a aderência e a proliferação de bactérias no material de sutura, interrompendo mecanismos celulares essenciais no interior das células bacterianas. Durante a última década, foram introduzidos no mercado vários produtos, incluindo suturas antimicrobianas de polidioxanona revestidas com triclosan (PDS Plus; Ethicon, Johnson & Johnson, Livingston, Escócia, Reino Unido; Diener 2014). O triclosan tem sido utilizado em contextos de cuidados de saúde desde a década de 1970, mas só foi introduzido como revestimento de suturas em 2002 (De Jonge 2017). O triclosan (5-cloro-2 (2, 4-diclorofenoxifenol)) é um anti-sético de largo espetro que é ativo contra bactérias gram-positivas e gram-negativas, através da interferência com a síntese lipídica microbiana (Bhargava 1996; Jones 2000). Isto provoca a redução do crescimento bacteriano e inibe a colonização bacteriana do material de sutura, demonstrada em estudos in vivo e in vitro (Katz 1981; Ming 2008). As suturas antimicrobianas têm o mesmo toque e manuseamento que as suturas normais, o que torna viáveis os ensaios clínicos duplamente cegos.

Como é que a intervenção pode funcionar

O efeito do material de sutura na patogénese das ISC foi demonstrado na década de 1950, com estudos históricos subsequentes que definiram o seu papel (Elek 1957). As suturas podem ser particularmente propensas a aumentar o risco de infeção em condições cirúrgicas de emergência em que existe lesão tecidular associada ou tecido desvascularizado (Edlich 1968). Isto pode explicar as diferenças relatadas na eficácia das suturas antimicrobianas em cirurgia de emergência versus cirurgia planeada em estudos de alta qualidade (De Jonge 2017). Existem muitas formas de as bactérias se infiltrarem dentro e à volta de uma ferida cirúrgica, incluindo a partir da flora bacteriana normal da pele, do conteúdo intestinal durante uma cirurgia intestinal de emergência e da contaminação ambiental em feridas abertas. Embora existam defesas imunitárias inatas contra a infeção bacteriana da ferida, quando materiais estranhos, como as suturas cirúrgicas, ficam contaminados com bactérias, estes mecanismos falham. Isto deve-se principalmente à formação de biofilme bacteriano (Kathju 2014; Mingmalairak 2011). O revestimento de suturas cirúrgicas com triclosan inibe o crescimento local de bactérias, evita que as bactérias adiram à superfície das suturas e impede a formação de biofilme bacteriano in vitro e in vivo (Edmiston 2004; Ming 2008).Foram realizados numerosos ensaios controlados aleatórios (RCT) de suturas antimicrobianas, tendo a meta-análise indicado que poderiam reduzir o risco de ISC em cerca de 28% (rácio de risco (RR) 0,72, intervalo de confiança (IC) de 95% 0,60 - 0,86; I^2 = 30%; De Jonge 2017).

O triclosan é um agente antimicrobiano utilizado comercialmente em muitos produtos, como sabonetes, desodorizantes, géis de duche e pastas de dentes, devido à sua eficácia antimicrobiana com baixa toxicidade para os seres humanos. Assim, foram lançados comercialmente materiais de sutura absorvíveis revestidos com triclosan para prevenir infecções do local da cirurgia.[6]

A zona de inibição bacteriana em torno das suturas com nós utilizando material de sutura revestido com triclosan em experiências de colonização in vitro mostrou um efeito antimicrobiano sobre Staphylococcus aureus e Staphylococcus epidermidis. [39] Estudos in vivo sobre suturas revestidas com triclosan revelaram uma inibição significativa das colónias bacterianas na sua superfície perto do local infetado sem comprometer a propriedade mecânica da sutura.[7]

A clorexidina é um antimicrobiano amplamente utilizado sob várias formas. Demonstrou uma elevada eficácia anti-infecciosa em vários estudos envolvendo aplicações ortopédicas, obstétricas, cirúrgicas e dentárias 2[7-30] . O diacetato de clorexidina é um composto de bisbiguanida com uma rápida atividade bactericida contra organismos gram-positivos e gram-negativos. O efeito antibacteriano da clorexidina está relacionado com a sua ação sobre a membrana celular bacteriana e a precipitação do conteúdo intracelular, o que lhe confere propriedades bactericidas e bacteriostáticas.[31]

No presente estudo, comparámos a eficácia das suturas revestidas com triclosan (grupo A) e das suturas revestidas com clorexidina (grupo B). Foram selecionados 20 pacientes do departamento com base na inclusão e exclusão. Foi realizado um estudo de boca dividida que incluiu 40 locais de extração. Foram avaliados três parâmetros clínicos para ambos os grupos, incluindo dor, eritema anormal e inchaço no pós-operatório. Os doentes foram avaliados no dia da extração, no dia 3 e no dia 7. Após a remoção da sutura no dia 7, foi efectuada uma análise microbiológica em todos os doentes.

A comparação intergrupos das pontuações da Escala Visual Analógica (EVA) entre o Grupo A e o Grupo B em diferentes momentos - pré-operatório, dia 3 pós-operatório e dia 7 pós-operatório - revelou resultados significativos.

No pré-operatório, o Grupo A tinha uma pontuação média na EVA de 6,6 (DP = 1,23), enquanto o Grupo B tinha uma pontuação média na EVA de 6,1 (DP = 1,29). O valor de P de 0,218 indica que não há diferença significativa entre os dois grupos neste momento inicial.

No terceiro dia de pós-operatório, a pontuação média da EVA para o Grupo A diminuiu para 2,3 (DP = 0,86), enquanto a pontuação média do Grupo B diminuiu para 1,7 (DP = 0,80). O valor de P para esta comparação foi de 0,029, indicando uma diferença estatisticamente significativa entre os dois grupos, com o Grupo B a apresentar níveis de dor mais baixos.

No 7º dia de pós-operatório, a pontuação média da EVA no Grupo A diminuiu ainda mais para 0,95 (DP = 0,83); no Grupo B, diminuiu para 0,4 (DP = 0,50). O valor de P para esta comparação foi de 0,014, mostrando novamente uma diferença significativa entre os dois grupos, com o Grupo B a continuar a apresentar níveis de dor mais baixos do que o Grupo A.

Em resumo, embora não tenha havido uma diferença significativa nas pontuações pré-operatórias da EVA entre os dois grupos, o Grupo B registou pontuações EVA significativamente mais baixas no pós-operatório, tanto no terceiro como no sétimo dia, em comparação com o Grupo A. Isto sugere que os indivíduos a quem foram administradas suturas antimicrobianas de poliglactina 3-0 impregnadas com diacetato de clorexidina, de uma forma simples e interrompida. podem ser mais eficazes na redução da dor pós-operatória.

A comparação intergrupos do edema entre o Grupo A e o Grupo B foi avaliada em três momentos diferentes: no pré-operatório, no 3° dia pós-operatório e no 7° dia pós-operatório.

No pré-operatório, o Grupo A tinha uma média de inchaço de 13,04 (DP = 1,18), enquanto o Grupo B tinha uma média de 12,40 (DP = 1,26). O valor de P para esta comparação foi de 0,103, indicando que não houve diferença estatisticamente significativa no inchaço entre os dois grupos antes da cirurgia.

No terceiro dia de pós-operatório, o inchaço médio no Grupo A diminuiu para 11,20 (DP = 0,77), enquanto no Grupo B diminuiu para 10,16 (DP = 1,23). O valor de P para esta comparação foi de 0,003, indicando uma diferença estatisticamente significativa entre os dois grupos, com o Grupo B a registar menos inchaço.

No sétimo dia de pós-operatório, o inchaço médio no Grupo A diminuiu ainda mais para 9,78 (DP = 0,79), enquanto no Grupo B diminuiu para 8,62 (DP = 1,01). O valor de P para este ponto temporal foi de 0,001, mostrando uma diferença significativa entre os grupos, com o Grupo B a continuar a apresentar um inchaço menor em comparação com o Grupo A.

Em resumo, embora não tenha havido diferença significativa no inchaço entre o Grupo A e o Grupo B no pré-operatório, o Grupo B exibiu significativamente menos inchaço em comparação com o Grupo A tanto no dia 3 como no dia 7 pós-operatório. Estes resultados foram validados utilizando o teste t emparelhado, com o nível de significância fixado em $P \leq 0,05$.

A comparação intergrupos do eritema entre o Grupo A e o Grupo B foi avaliada em três momentos diferentes: no pré-operatório, no 3° dia pós-operatório e no 7° dia pós-operatório.

No pré-operatório, o Grupo A tinha uma pontuação média de eritema de 2,30 (DP = 0,57), enquanto o Grupo B tinha uma pontuação média de 2,10 (DP = 0,64). O valor de P para esta comparação foi de 0,304, indicando que não havia diferença estatisticamente significativa entre os dois grupos antes da cirurgia.

No terceiro dia de pós-operatório, a pontuação média do eritema no Grupo A diminuiu para 1,40 (DP = 0,50), enquanto no Grupo B diminuiu mais significativamente para 0,95 (DP = 0,51). O valor de P para esta comparação foi de 0,008, indicando uma diferença estatisticamente significativa entre os dois grupos, com o Grupo B a apresentar uma maior redução do eritema.

No sétimo dia pós-operatório, a pontuação média do eritema no Grupo A diminuiu ainda mais para 0,65 (DP = 0,67), enquanto no Grupo B diminuiu para 0,25 (DP = 0,44). O valor de P para esta comparação foi de 0,032, mostrando novamente uma diferença significativa entre os grupos, com o Grupo B a continuar a apresentar níveis de eritema mais baixos em comparação com o

Grupo A.

Em resumo, embora não tenha havido diferença significativa nos níveis de eritema entre o Grupo A e o Grupo B no pré-operatório, o Grupo B demonstrou níveis de eritema significativamente mais baixos tanto no dia 3 como no dia 7 do pós-operatório. Estes resultados foram confirmados utilizando o teste Wilcoxon signed-rank, com o nível de significância fixado em $P \leq 0,05$. Isto sugere que o tratamento aplicado ao Grupo B pode ter sido mais eficaz na redução do eritema em comparação com o Grupo A.

Esses resultados estão de acordo com diferentes autores realizados anteriormente. De acordo com um estudo de revisão de Zeitler et al. [10], o uso de antibióticos tende a mostrar pouca melhoria no trismo. De acordo com o estudo de Mohan et al. [14], as visitas de acompanhamento não mostraram nenhuma diferença estatística nos pacientes tratados com antibióticos profiláticos em comparação com aqueles tratados com suturas de clorexidina em relação ao trismo. Este facto está de acordo com o nosso estudo.

Parecia haver também uma ligeira diferença nos valores de eritema anormal entre os grupos. De acordo com um estudo de Obermeier et al [41], o revestimento de laurato de clorexidina (CL11), molecularmente semelhante ao diacetato de clorexidina, que é o palmitato de clorexidina, satisfaz melhor os requisitos médicos para uma erradicação bacteriana rápida. Tem também uma elevada libertação de fármaco durante as primeiras 48 horas clinicamente mais relevantes, com uma boa biocompatibilidade. A menor incidência de eritema (6,66%) no grupo da clorexidina no sétimo dia de pós-operatório pode ser atribuída a esta razão, que resultou na prevenção da formação de biofilme sobre o material de sutura.

A comparação intergrupos das unidades formadoras de colónias (CFU) entre o Grupo A e o Grupo B foi avaliada em dois momentos pós-operatórios: dia 3 e dia 7.

No terceiro dia de pós-operatório, o Grupo A tinha uma contagem média de UFC de 1,40 (DP = 0,50), enquanto o Grupo B tinha uma contagem média mais baixa de UFC de 0,95 (DP = 0,51). O valor de P para esta comparação foi de 0,007, indicando uma diferença estatisticamente significativa entre os dois grupos, com o Grupo B a apresentar menos UFC do que o Grupo A.

No sétimo dia pós-operatório, a contagem média de UFC no Grupo A diminuiu para 0,65 (DP = 0,67), enquanto no Grupo B diminuiu ainda mais para 0,25 (DP = 0,44). O valor de P para esta comparação foi de 0,001, mostrando novamente uma diferença significativa entre os grupos, com o Grupo B a continuar a apresentar uma contagem de UFC mais baixa em comparação com o Grupo A.

Em resumo, o Grupo B demonstrou contagens de UFC significativamente mais baixas em comparação com o Grupo A, tanto no dia 3 como no dia 7 do pós-operatório. Estes resultados sugerem que o tratamento ou a intervenção aplicada ao Grupo B foi mais eficaz na redução da formação de colónias bacterianas. As diferenças entre os grupos foram estatisticamente significativas, como confirmado pelo teste Wilcoxon signed-rank, com o nível de significância fixado em $P \leq 0,05$.

RESUMO

No presente estudo, comparámos a eficácia das suturas revestidas com triclosan (grupo A) e das suturas revestidas com clorexidina (grupo B). Foram selecionados 20 pacientes do departamento com base na inclusão e exclusão. Foi realizado um estudo de boca dividida que incluiu 40 locais de extração. Foram avaliados três parâmetros clínicos para ambos os grupos, incluindo dor, eritema anormal e inchaço no pós-operatório. Os doentes foram avaliados no dia da extração, no dia 3 e no dia 7. Após a remoção da sutura no dia 7, foi efectuada uma análise microbiológica em todos os doentes.

Ao avaliar a alteração percentual em relação à linha de base para ambos os grupos, surgem tendências notáveis. Relativamente às pontuações da Escala Visual Analógica (EVA), que mede a dor, ambos os grupos registaram uma redução significativa ao longo do tempo. O Grupo A registou uma diminuição de 64,81% desde o pré-operatório até ao 3º dia de pós-operatório e uma diminuição de 86,1% até ao 7º dia de pós-operatório. A diminuição do 3º dia pós-operatório para o 7º dia pós-operatório foi de 54,5%. O Grupo B apresentou uma redução maior, com uma diminuição de 71,58% do pré-operatório para o 3º dia de pós-operatório e uma diminuição de 92,5% até ao 7º dia de pós-operatório. A redução do 3º dia pós-operatório para o 7º dia pós-operatório foi de 75%.

O inchaço diminuiu em ambos os grupos, embora o Grupo B tenha registado uma redução percentual mais elevada. Especificamente, o inchaço do Grupo A diminuiu 13,65% do pré-operatório ao 3º dia pós-operatório e 24,63% no 7º dia pós-operatório, com uma redução de 12,57% do 3º ao 7º dia pós-operatório. O Grupo B registou uma diminuição de 17,97% do pré-operatório para o 3º dia de pós-operatório e uma diminuição de 30,35% até ao 7º dia de pós-operatório, com uma redução de 14,93% do 3º para o 7º dia de pós-operatório.

O eritema, ou vermelhidão da pele, também registou reduções em ambos os grupos. O Grupo A registou uma redução de 38,3% do pré-operatório para o 3º dia de pós-operatório e uma redução de 73,3% até ao 7º dia de pós-operatório, com uma redução de 62,5% do 3º ao 7º dia de pós-operatório. O grupo B apresentou uma diminuição maior, com uma redução de 58,3% do pré-operatório para o 3º dia de pós-operatório e uma diminuição de 90% no 7º dia de pós-operatório, com uma diminuição de 80% do 3º ao 7º dia de pós-operatório.

Por outro lado, a contagem microbiana (medida em UFC) aumentou do 3º para o 7º dia pós-operatório em ambos os grupos, com o Grupo A a registar um aumento de 36,08% e o Grupo B um aumento de 32,18%. Isto indica um potencial aumento da presença microbiana durante o período pós-operatório.

CONCLUSÃO

Dentro dos limites deste estudo, pode concluir-se que tanto as suturas de poliglactina impregnadas com triclosan como com clorexidina têm uma capacidade significativa na prevenção da infeção do local cirúrgico. No entanto, as suturas com clorexidina apresentaram taxas de infeção, eritema e trismo reduzidos em comparação com as suturas com triclosan em pacientes saudáveis submetidos a remoção cirúrgica do terceiro molar sob anestesia local. Por conseguinte, a sua utilização em vários procedimentos intra-orais para o controlo eficaz de condições inflamatórias e infecciosas deve ser realçada.

REFERÊNCIAS

1. C.D.C. Relatório do sistema nacional de vigilância de infecções nosocomiais (NNIS), resumo de dados de janeiro de 1990 a maio de 1999. Am J Infect Control. 1999;27:520-32.

2. Klevens RM, Edwards JR, Richards CL Jr. Estimating health care-associated infectionsand deaths in U.S. hospitals. Public Health Reports. 2002;122:160-7.

3. Sistema Nacional de Vigilância das Infecções Nosocomiais. Relatório do Sistema Nacional de Vigilância das Infecções Nosocomiais (NNIS), resumo dos dados de janeiro de 1992 a junho de 2004, publicado em outubro de 2004. Am J Infect Control. 2004;32:470-85.

4. Kumar A, Rai A. Prevalência de infeção do local cirúrgico em cirurgia geral num centro de cuidados terciários na Índia. Int Surg J. 2017;4(9):3101-6.

5. Giglio JA, Rowland RW, Dalton HP, et al. Bacteremia induzida pela remoção de suturas: um possível risco de endocardite. J Am Dent Assoc. 1992;123:65-6:69-70.

6. King RC, Crawford JJ, Small EW. Bacteremia após remoção de sutura intra-oral. Oral Surg Oral Med Oral Pathol. 1988;65:23-28.

7. Otten JE, Wiedmann-Al-Ahmad M, Jahnke H, et al., Colonização bacteriana em diferentes materiais de sutura - Um risco potencial para a cirurgia dentoalveolar intra-oral. J Biomed Mater Res. 2005;74B:627-635.

8. Ford HR, Jones P, Gaines B, et al., Intraoperative handling and wound healing: controlled clinical trial comparing coated VICRYL® Plus antibacterial suture (coated polyglactin 910 suture with triclosan) with Coated VICRYL® suture (coated polyglactin 910 suture). Surg Infect. 2005;6:313-321.

9. Lilly GE. Reação dos tecidos orais aos materiais de sutura. Oral Surg Oral Med Oral Pathol. 1968;26:128-133.

10. Zeitler DL. Antibióticos profilácticos para cirurgia de terceiros molares: uma opinião divergente. J Oral Maxillofac Surg. 1995;53:61-64.

11. Bezerra TP, Studart-Soares EC, Scaparo HC, et al. Profilaxia versus tratamento placebo para complicações infecciosas e inflamatórias da remoção cirúrgica de terceiros molares: Um ensaio clínico controlado, duplo-cego, de boca dividida, com amoxicilina (500 mg). Journal of Oral and MaxillofacialSurgery. 2011;69:333-339.

12. Donlan RM, Costerton JW. Biofilms: survival mechanisms of clinically relevant microorganisms (Biofilmes: mecanismos de sobrevivência de microrganismos clinicamente relevantes). Clin Microbiol Rev. 2002;15:167-193.

13. Kruthi N, Rajasekhar G, Anuradha B, et al., Polyglactin 910 vs. polyglactin 910 revestido com triclosan em cirurgia oral: Um estudo comparativo in vivo. Dentistry. 2014;4:1.

14. Mohan S, Jayanth BS, Saralaya S, et al. Estudo comparativo sobre a eficácia do antibiótico profilático oral pós-cirúrgico versus a colocação de sutura antimicrobiana isolada na prevenção da infeção do local cirúrgico após a remoção do terceiro molar mandibular impactado. Jornal de Cirurgia Maxilofacial e Oral. Epub ahead of print; 2019. DOI: 10.1007/s12663-019-01267-0

15. Senthil Kumar MS, Ramani P, Rajendran V, et al. Pseudotumor inflamatório do seio maxilar: relatório clinicopatológico. Oral Surg. 2019;12:255-259.

16. Wahab PUA, Madhulaxmi M, Senthilnathan P, et al., Scalpel Versus Diathermy in Wound Healing After Mucosal Incisions: Um estudo de boca dividida. J Oral Maxillofac Surg. 2018;76:1160-1164.

17. J PC, Marimuthu T, C K, et al. Prevalência e medição da alça anterior do canal mandibular usando CBCT: um estudo transversal. Clin Implant Dent Relat Res. 2018;20:531-534.

18. Eapen BV, Baig MF, Avinash S. An Assessment of the Incidence of Prolonged Postoperative Bleeding After Dental Extraction Among Patients on Uninterrupted Low Dose Aspirin Therapy and to Evaluate the Need to Stop Such Medication Prior to Dental Extractions (Uma avaliação da incidência de hemorragia pós-operatória prolongada após extração dentária entre pacientes em terapia ininterrupta com aspirina de baixa dose e para avaliar a necessidade de interromper essa medicação antes de extracções dentárias). J Maxillofac Oral Surg. 2017;16:48-52.

19. Marimuthu M, Andiappan M, Wahab A, et al. Expressão do gene da via Wnt canónica e sua correlação clínica no carcinoma de células escamosas oral. Indian J Dent Res. 2018;29:291-297.

20. Jain M, Nazar N. Avaliação Comparativa da Eficácia das Injecções Intraligamentares e Supraperiosteais na Extração de Dentes Maxilares: A Randomized Controlled Clinical Trial. J Contemp Dent Pract. 2018;19:1117- 1121.

21. Abhinav RP, Selvarasu K, Maheswari GU, et al. Os Padrões e Etiologia do Trauma

Maxilofacial no Sul da Índia. Ann Maxillofac Surg. 2019;9:114-117.

22. Sweta VR, Abhinav RP, Ramesh A. Papel da realidade virtual na perceção da dor dos pacientes após a administração de anestesia local. Ann Maxillofac Surg. 2019;9:110-113

23. Abdul Wahab PU, Senthil Nathan P, Madhulaxmi M, et al. Factores de risco para infeção pós-operatória após osteotomia de peça única. J Maxillofac Oral Surg. 2017;16:328-332.

24. Ramadorai A, Ravi P, Narayanan V. Mucormicose rinocerebral: Uma análise prospetiva de um protocolo de tratamento eficaz. Ann Maxillofac Surg. 2019;9:192-196.

25. Patil SB, Durairaj D, Suresh Kumar G, et al. Comparação entre o retalho nasolabial alargado e o enxerto de gordura bucal no tratamento cirúrgico da fibrose submucosa oral: Um estudo piloto prospetivo. J Maxillofac Oral Surg. 2017;16:312-321.

26. Senthil Kumar MS, Ramani P, Rajendran V, et al. Pseudotumor inflamatório do seio maxilar: relatório clinicopatológico. Oral Surg. 2019;12:255-259.

27. Darouiche RO, Farmer J, Chaput C, et al. Anti-Infective Efficacy of Antiseptic- Coated Intramedullary Nails. The Journal of Bone & Joint Surgery. 1998;80:1336-1340.

28. Vorherr H, Ulrich JA, Messer RH, et al. Antimicrobial effect of chlorhexidine on bacteria of groin, perineum and vagina. J Reprod Med. 1980;24:153-157.

29. Fardai O, Turnbull RS. Uma revisão da literatura sobre a utilização da clorexidina em medicina dentária. J Am Dent Assoc, Disponível: https://jada.ada.org/article/S0002-8177(86)26020-1/abstract (1986).

30. Suido H, Offenbacher S, Arnold RR. Um estudo clínico da contaminação bacteriana dos filamentos revestidos com clorexidina de uma escova interdental. J Clin Dent. 1998;9:105-109.

31. Sanchez IR, Nusbaum KE, Swaim SF. Chlorhexidine Diacetate and Povidone-Iodine Cytotoxicity to Canine Embryonic Fibroblasts and Staphylococcus aureus.

PAIN			Log 2 (Value 1): 3 DAY CFU	Log 2 (Value 2): 7 DAY CFU	COLONY FORMING UNITS	
PRE OP	3DAY	7DAY	3DAY	7DAY	3DAY	7DAY
5	2	0	3.233	3.562	9.4	11.81
4	2	0	3.561	3.829	11.8	14.21
7	3	1	2.891	3.297	7.42	9.83
6	1	1	3.475	3.758	11.12	13.53
7	3	2	3.623	3.844	12.32	14.36
8	4	0	2.88	3.243	7.36	9.47
8	2	1	1.88	2.534	3.68	5.79
6	2	2	3.956	4.129	15.52	17.5
5	2	0	3.663	3.886	12.67	14.78
7	2	2	4.472	4.598	22.2	24.21
9	4	1	3.147	3.407	8.86	10.61
8	1	1	3.956	4.14	15.52	17.63
6	3	0	3.553	3.725	11.74	13.22
8	2	1	0.546	1.926	1.46	3.8
6	2	2	3.651	3.889	12.56	14.82
7	3	2	2.157	2.856	4.46	7.24
7	3	2	2.939	3.325	7.67	10.02
6	2	1	3.029	3.388	8.16	10.47
6	2	0	1.138	2.144	2.2	4.42
6	1	0	2.891	3.315	7.42	9.95
6	1	0	1.59	2.032	3.01	4.09
8	3	1	0.163	1.163	1.12	2.24
5	1	0	2.731	2.949	6.64	7.72
4	2	1	3.37	3.497	10.34	11.29
7	1	0	0.536	1.469	1.45	2.769
3	1	1	3.811	3.919	14.04	15.13
8	3	0	3.563	3.668	11.82	12.71
8	2	0	1.163	0.66	2.24	1.58
5	2	0	2.57	2.272	5.94	4.83
6	1	1	0.74	-1.12	1.67	0.46
7	2	0	0.546	1.379	1.46	2.6
6	1	0	0.526	1.491	1.44	2.81
6	2	0	3.956	4.049	15.52	16.55
7	3	1	1.39	1.956	2.62	3.88
6	1	0	0.546	0.748	1.46	1.68
6	1	0	1.516	2.211	2.86	4.63
6	2	1	0.546	1.614	1.46	3.06
4	1	0	2.121	2.558	4.35	5.89
6	3	1	3.373	3.593	10.36	12.07
7	1	1	2.731	3.113	6.64	8.65

MIX
Papier aus verantwortungsvollen Quellen
Paper from responsible sources
FSC® C105338

Printed by Books on Demand GmbH, Norderstedt / Germany